普通高等学校新型实验教材

供临床医学、中医学、护理学、维医学、哈医学、卫生事业管理、全科医学、医疗保险等专业用

人体机能学实验指导

主　编　孙　湛　马克涛

副主编　马小娟　何　丽　李树民　姚雪萍

编　者（以姓氏笔画为序）

于文燕（新疆医科大学）
马小娟（新疆医科大学）
马克涛（石河子大学）
龙　梅（新疆医科大学）
卡思木江·阿西木江（新疆医科大学）
邢德刚（喀什大学/广东药科大学）
巩雪俐（新疆医科大学）
西尔艾力·买买提（新疆医科大学）
刘星星（新疆第二医学院）
孙　湛（新疆医科大学）
李秀娟（新疆医科大学）
李树民（新疆科技学院/华北理工大学）
李倩男（喀什大学）
李曹龙（新疆第二医学院）
何　丽（新疆第二医学院）
张　荣（新疆医科大学）
张　星（新疆科技学院）
阿依木古丽·艾尼（喀什大学）
陈　龙（新疆医科大学）
努热孜亚·买合木提（喀什大学）
罗晶晶（新疆医科大学）
赵　磊（石河子大学）
姚雪萍（新疆医科大学）
凌　灿（新疆医科大学）

人民卫生出版社
·北　京·

图书在版编目（CIP）数据

人体机能学实验指导 / 孙湛，马克涛主编. -- 北京 ：人民卫生出版社，2025. 8. ISBN 978-7-117-38075-1

Ⅰ. R33-33

中国国家版本馆CIP数据核字第20257YD498号

人体机能学实验指导

Renti Jinengxue Shiyan Zhidao

主　　编：孙　湛　马克涛
出版发行：人民卫生出版社（中继线 010-59780011）
地　　址：北京市朝阳区潘家园南里 19 号
邮　　编：100021
E - mail：pmph @ pmph.com
购书热线：010-59787592　010-59787584　010-65264830
印　　刷：三河市潮河印业有限公司
经　　销：新华书店
开　　本：850 × 1168　1/16　　**印张**：7.5
字　　数：186 千字
版　　次：2025 年 8 月第 1 版
印　　次：2025 年 8 月第 1 次印刷
标准书号：ISBN 978-7-117-38075-1
定　　价：39.00 元
打击盗版举报电话：010-59787491　E-mail：WQ @ pmph.com
质量问题联系电话：010-59787234　E-mail：zhiliang @ pmph.com
数字融合服务电话：4001118166　E-mail：zengzhi @ pmph.com

前　言

人体机能学专注于研究人体与各个系统的正常功能、代谢活动及其原理，同时深入剖析在疾病状态下机体的功能、代谢变化及其机制。它融合了生理学、生物化学及病理生理学的核心精华，将这些学科的理论与实践有机结合，成为医学教育中不可或缺的一部分。该学科打破了传统学科间的界限，凸显了人体的整体观念，重新整合并优化了基础医学课程的内容，旨在实现学科间的无缝衔接和深度融合。

本教材编写团队从人才培养的整体规划出发，紧密结合新疆地区医学院校实验教学的实际情况，对教材的实验内容进行了系统性的优化、重组和创新。通过引导学生开展具体的实验操作，提升他们的实践能力；借助实验数据的观察与分析，培养学生独立思考和解决问题的能力，同时强化其团队协作精神。随着教学改革的不断深入，我们不断调整实验教学内容，持续完善教学设施，力求为学生营造高质量的学习环境。

本教材共分为八章，全面覆盖人体机能学实验的各个方面。第一章为绪论，阐述人体机能学实验的目的与要求等内容；第二章为人体机能学实验基础知识，涵盖常用动物的一般介绍和操作技能、实验基本理论、实验动物的选择与基本操作技术等，旨在为学生奠定坚实的实验基础；第三章为动物基础实验，通过一系列经典实验的设计与实施，引导学生验证所学理论知识，从而加深对基础理论的理解；第四章为动物综合性实验，旨在培养学生的实验综合操作与分析能力；第五章为生物化学实验，让学生掌握常用的生物化学检测方法，理解其在医学中的应用，为学生后续的学习和科研奠定坚实的基础；第六章为人体机能学实验，在确保安全、有效和便捷的前提下开展，便于学生将基础知识应用于人体观察，实现理论知识与实际操作有机结合，真正做到学以致用；第七章为虚拟仿真实验，旨在使学生能够接触现实中难以开展的实验，有利于学生进行多种复杂实验的模拟操作，以丰富学习体验；第八章为医学科研设计，介绍科研选题、实验设计与实施以及医学科研论文的撰写方法，为学生的科研之路提供指引。

我们希望通过这本教材，为学生打开一扇探索人体奥秘的窗口，引领他们在实验中主动发现问题、解决问题，培养他们成为具有创新精神和实践能力的高素质医学人才。让我们共同努力，迎接医学教育的新挑战，开启医学科学的新篇章。

致未来的医学先锋们：无论你是初涉医学领域的学子，还是在这条道路上奋力前行的学者，这本教材都将成为你不可或缺的良师益友。它不仅为你搭建起坚实的理论基础，而且通过丰富的实验教学，助你提升实践技能，激发创新思维。愿你在探索人体机能的旅程中，勇敢无畏，追求卓越，最终成为新时代的医学先锋。

2025 年 4 月

目 录

第一章

绪　论

一、人体机能学实验的目的与要求

（一）人体机能学实验的目的

人体机能学是研究人体与各个系统的正常功能、代谢活动及其原理，以及疾病状态下机体的功能、代谢变化及其机制的一门科学。人体机能学实验的核心目的在于：通过实验，让学生掌握基本实验器材的使用方法，掌握人体机能学实验的基本操作技术；了解获取人体机能学知识的科学方法；验证和巩固人体机能学的基础理论知识；培养学生理论联系实际的能力和严谨认真的科学态度；同时，提高学生的实验分析、比较、综合的能力及解决问题的能力。

（二）人体机能学实验的要求

1. 实验前　应仔细阅读实验指导，明确实验的内容、目的和要求。结合实验内容学习有关理论知识，并预测实验结果。尽量熟悉实验步骤、操作流程及注意事项。

2. 实验中　应按照实验步骤循序操作，爱护实验器材，节约实验试剂。妥善保护实验动物和实验标本，确保其处于良好状态。仔细、耐心地观察实验现象，及时、客观、准确地记录实验结果，必要时辅以文字描述，避免仅凭记忆导致错误或遗漏。联系理论知识分析实验结果，不进行与实验无关的活动。

3. 实验后　须将实验用具整理归位，清洗所用器械，并请实验教师清点。如有损坏或短缺，应立即向实验教师报告。将实验后存活的动物、动物尸体及其他废弃物放在指定位置。正确关闭实验仪器和设备的电源开关。整理实验记录，深入分析讨论实验结果，认真撰写实验报告，并按时交给负责教师评阅。

二、实验资料的收集与整理

（一）实验观察指标

为了充分观察人体或动物的生理状态及疾病状态下的功能变化，选择实验观察指标时，应注意以下几点。

1. 观察指标的灵敏性和可靠性　指标能快速、准确地反映实验对象的某种功能活动变化过程。例如，在观察心血管活动调节时，可选择动脉血压、心率等指标；在呼吸运动调节实验中，可选择呼吸频率、呼吸深度等指标。

2. 观察指标的可测量性　由于可测量的指标能客观、精确地反映被观察对象功能活动的变化及其程度，从而消除主观因素对实验结果判断的影响。因此，应采用可测量指标获取结果数据，如心率、血压等。对于难以定量记录的实验结果，可以进行分级处理，如皮肤颜色可按照苍白或发绀程度分为1、2、3级。微循环的观察可使用摄像或照相的方法记录结果。

（二）实验记录

在实验过程中，应仔细、耐心地观察并及时记录每项实验结果。若出现非预期结果或其他异常现象，也应如实记录。实验记录应客观、具体、清楚、完整，包括实验观察指标以及对实验对象的处理情况（如刺激的种类、强度、时间；所用药物的名称、剂量、给药时间和途径等）。在每次刺激或给药前，均要设有正常对照，以便与刺激或给药后的变化进行对比。在进行下一项实验前，应确保前一项实验的结果已恢复稳定状态。为保证实验结果的真实可靠性，实验条件应始终保持一致，如环境温度、动物的机能状态、刺激条件、记录仪的走纸速度等。若有变动，应及时注明。如果出现可能影响实验结果的非实验因素，也应及时进行文字说明。

实验记录的结果需要进行整理和分析，以明确实验结果的可靠性，并分析其产生的原因或机制，从而得出结论。实验中得到的结果数据，一般称为原始资料。原始资料可分为计量资料和计数资料两大类。计量资料是以数值大小来表示某事物变化的程度，如心率、血压、血流量、呼吸频率、尿量、血糖浓度、神经冲动频率等。这类资料可用测量仪器获得，也可通过测量实验描记的曲线而得到。计数资料是将观察对象按照一定标准分类，并统计各类别的数量。这类资料通常涉及定性指标，如性别分为男和女。在取得一定数量标本的原始资料后，可进行统计学处理，以获得可用于评价实验结果规律性的统计量，如均值、标准差、标准误、相关系数等。经统计处理的结果数据可以用图表形式展示。

三、实验报告的书写

实验报告是对实验的全面总结，是实验课的重要组成部分。学生应按照医学科研论文的格式独立完成实验报告。书写时应注意文字简练、通顺，正确使用标点符号。实验报告主要包括以下七部分。

1. 一般项目　姓名、班级、组别、日期等。

2. 实验题目和实验序号　明确给出的实验题目以及对应的序号。

3. 实验目的与原理　要求尽可能简要说明。

4. 实验方法　无需详细罗列实验过程，仅需要说明本次实验的主要方法及步骤。如临时改变实验仪器与方法，或因操作技术影响观察的可靠性时，应作简要说明。

5. 实验结果　为客观反映实验结果，可将记录系统描记下的曲线直接贴在实验报告上，或自行绘制简图。无论采用哪种方式，都应附上清晰的图注。如观察项目较多，也可分步骤记录实验结果，并且要保证真实性与科学性。

6. 讨论　根据已知的理论知识对实验结果进行解释和分析，这是作出结论前的逻辑论证过程。学生应结合所学的理论知识，对获得的实验结果进行分析，并提出自己的见解，不可盲目抄书。由于教学实验均为人们反复研究和多次重复的，通常能出现预期的结果。如果出现了非预期的结果，应该考虑并分析其原因。

7. **结论**　为本次实验获得的最基本规律性内容，书写应简明扼要，不可写入本实验未曾证实的内容。

四、人体机能学实验室规则

进入实验室时，应遵守以下规定。

1. 学生应携带实验指导和记录本，并穿着白大衣，提前10分钟进入实验室。切勿携带与实验无关的物品进入实验室。

2. 遵守学习纪律，保持实验室安静；严肃、认真、安全地进行实验，不进行与本实验无关的活动。

3. 各组使用的实验器材和物品，在使用前应查验清楚，不得随意与别组调换。如遇设备故障或损坏时，应及时报告教师以便修理或更换。

4. 实验室的一切物品，未经教师许可，不得擅自取用或带出实验室。

5. 节约水电及消耗性物品，爱护仪器和用具。损坏物品须赔偿。

6. 保持实验室整洁。公共实验器材和物品用完后立即归位，动物尸体和废弃物应放至指定地点。

7. 实验完毕后，学生应将实验器材、物品和实验台收拾干净，查验清楚后放回原处。各小组应轮流负责实验室的卫生工作，关好窗户和水电，经教师检查无误后，方可离开实验室。

（孙　湛）

第二章

人体机能学实验基础知识

第一节　常用实验动物介绍

一、常用实验动物的种类及特点

1. 牛蛙　属于两栖纲、无尾目、蛙科，是医学实验教学中常用的大型蛙类。其坐骨神经腓肠肌标本是研究各种刺激和药物对周围神经、横纹肌或神经肌肉接头影响的重要材料。在适宜条件下，牛蛙的离体心脏能够持久、规律地搏动，因此常被用于研究药物对心脏功能的作用效果。牛蛙的腹直肌可用于鉴定胆碱能药物；下肢血管灌流实验可观察肾上腺素、乙酰胆碱等药物对血管的影响。此外，牛蛙还能用于脊休克、脊髓反射、反射弧分析实验，以及水肿和肾功能不全等实验。在临床检验领域，还可用雌性牛蛙作妊娠试验和卵子发育研究。

2. 小鼠　属于哺乳纲、啮齿目、鼠科，是医学实验中用途最广泛和最常用的动物之一。因其繁殖周期短，数量大，生长快，温顺易捉，操作方便，且能复制出多种病理模型，故适用于需要大量动物的实验。小鼠常用于急性毒性试验以及药物的筛选、半数致死量或半数有效量的测定等。同时，它也适用于药物（如避孕药、抗肿瘤药）和某些疾病（如遗传性及传染性疾病）等的机制研究。但不同品系的小鼠对同一刺激的反应性差异较大。在我国生物医学动物实验中，昆明小鼠是使用量最大的远交群小鼠，来源于 Swiss 小鼠。

3. 大鼠　属于哺乳纲、啮齿目、鼠科。虽然其性情不如小鼠温顺，受惊时表现凶恶，易咬人，特别是雄性大鼠间常因发生斗殴而互相咬伤，但具有小鼠的其他优点且用途广泛。大鼠可用于胃酸分泌、胃排空、炎症、休克、黄疸以及心功能不全、肾功能不全等研究。观察药物的抗炎作用时，常利用大鼠的踝关节进行实验。由于大鼠缺少胆囊，因此适宜进行胆总管插管收集胆汁，以进行消化系统研究。此外，它还可用于高级神经活动和内分泌系统（如肾上腺、垂体、卵巢等）的实验，以及代谢性疾病、牙科、肝脏外科、中耳疾病、内耳炎、畸胎学等多个领域的研究中。与小鼠相似，大鼠的实验动物模型较稳定，当小鼠不适合进行实验时，可考虑选用大鼠。在我国生物医学研究中，使用量最大的是 Wistar 大鼠和 SD 大鼠。

4. 家兔　属于哺乳纲、啮齿目、兔科。家兔品种很多，常用的有青紫蓝兔（体质强壮，适应性强，易于饲养，生长较快）、中国白兔（抵抗力稍弱）、新西兰兔（大型优良品种，成熟兔体重在 4～5.5kg）、日本大耳白兔（耳长而大，血管清晰，皮肤白色，但抵抗力较差）。家兔耳血管丰富，特别是耳缘静脉表浅，易暴露，是止血药物研究及药物注射的良好选择部位。其主动脉弓神经在颈部自成一束称为减压神经，这与其他动物如马、牛、猪、犬和猫不同（此神经并不单独走行）。这种解剖特点使家兔易于研究减压神经与心血管活动的关系。家兔性情温顺，便于灌胃和采血，是机能学实验中最常用的动物之一，可用于心血管、呼吸、泌尿等系统基础生理研究，发热、炎症、休克等病症模型构建，避孕药等药效与安全性评价，以及进行化学工业上的急性和慢性毒性试验等。家兔还对许多病毒和致病菌非常敏感，适用于微生物学、寄生虫病、畸形学以及人用和畜用生物制品中的毒素、类毒素和病毒素皮肤反应试验等。由于家兔体温变化较敏感，也常用于体温实验及致热原检查。

5. 豚鼠　又称荷兰猪，属于哺乳纲、啮齿目、豚鼠科。其性情温和喜群居、嗅觉和听觉发达、胆小易惊。豚鼠易被组胺等物质引发过敏反应，因此常被用于哮喘模型和抗过敏药的研究。同时，豚鼠对细菌和病毒十分敏感，是进行传染性疾病研究的重要实验对象。豚鼠对结核分枝杆菌具有高度的敏感性，故常被用作抗结核病药物的药理学研究。此外，豚鼠还适用于离体心脏实验、钾代谢障碍及酸碱平衡紊乱的研究。豚鼠的血管反应敏感，出血症状显著，如辐射损伤引起的出血综合征在豚鼠身上表现得最明显。豚鼠体内不能合成维生素 C，对维生素 C 缺乏十分敏感，是目前唯一用于研究实验性坏血病的动物。

6. 犬　属于哺乳纲、食肉目、犬科。犬的嗅觉比人灵敏，对外环境适应力强，血液、循环、消化和神经系统均很发达，与人类较接近，易于驯养，经过训练能很好地配合实验。犬适用于许多急、慢性实验，尤其是慢性实验，是目前基础医学研究和教学中最常用的大型动物之一，在药理、病理、生理等实验研究中起着重要作用。犬常用于胃肠蠕动及消化液的分泌、条件反射、高血压模型复制及治疗、慢性毒理等实验。此外，犬还可用于血压和呼吸的测量、失血性休克、弥散性血管内凝血、动脉粥样硬化症和实验动物外科实验。在新药临床前长期毒性试验时，犬是常规使用的动物之一。但由于犬价格相对昂贵，故其使用频率不如某些中、小型动物。

二、实验动物的选择

实验动物的选择对于实验的质量、经费使用效率、实验途径的正确性和实验方法的便捷性等方面至关重要，甚至直接关系到实验的成败及结果的正确性。因此，我们需要根据实验目的和要求，结合各种实验动物的生物学特性，选择相应的动物。在选择动物时应注意以下原则：①尽量选用与人的功能、代谢、结构和疾病特点相近的动物；②选用标准化动物，即遗传背景明确，饲养环境与动物体内的微生物得到控制、符合一定标准的动物；③选用解剖和生理特点符合实验目的与要求的动物；④选用与实验要求相适应的实验动物规格；⑤遵循易获性和经济性原则。具体内容如下。

（一）种属的选择

不同种属的动物对同一种疾病刺激的反应程度不同。例如，豚鼠因其易于致敏，常被用于过敏反应或变态反应的研究；其中耳和内耳的解剖结构特殊，可用于观察微音器效应和迷路功能实验。家兔颈部的迷走、交感和减压神经各自成束，便于观察动脉血压的神经、体液调节和缓冲神经放电；同时，家兔体温变化灵敏，常用于发热、致热原检定、解热药和过热等的实验。家兔肺扩张反射的阈值最低，是观察肺扩张反射作用的理想动物。雌蛙则常用于妊娠试验，观察激素对排卵的影响。犬、大鼠、家兔常用于高血压的研究，小鼠和大鼠广泛应用于肿瘤研究。总之，在选用实验动物时，应尽量选用与人类各方面功能相近的动物。

（二）品系的选择

即使是同品种的实验动物，不同品系之间对同一致病刺激物的反应也不相同。例如，津白Ⅱ号小鼠容易致癌，津白Ⅰ号小鼠相对不易致癌；C57BL 小鼠对肾上腺皮质激素的敏感性比 DBA 小鼠及 BALB/c 小鼠高 12 倍；DBA 小鼠对声音的刺激非常敏感，听到电铃声后可出现发作性痉挛，甚至死亡，而 C57BL 小鼠却不会出现这种反应。

（三）个体的选择

同品系的实验动物之间，由于年龄、性别、生理状态和健康情况等个体差异，对同一致病刺激物的反应也存在差异。

1. 年龄 年幼动物通常较成年动物敏感，因此应根据实验目的选用适龄动物。急性实验首选成年动物，慢性实验最好选用年轻一些的动物。成年动物可按体重来估计：小鼠 20～30g、大鼠 180～300g、豚鼠 450～700g、家兔 2.0～3.0kg、犬 9～15kg。

2. 性别 不同性别的实验动物对同一致病刺激的反应也可能不同。在实验研究中，如对动物性别无特殊要求，应选用雌雄各半；如已证明无性别影响时，则可雌雄不拘。雌雄通常可根据实验动物的不同征象进行区分。

3. 生理状态 妊娠、哺乳等特殊生理状态会使动物的反应性发生很大变化。因此在选择动物时，应予以充分考虑。

4. 健康状况 实验证明，处于衰弱、饥饿、寒冷、疾病等情况下的动物，实验结果往往不稳定且可信性下降。因此，应选用健康动物进行实验，可参照以下外部特征来判定哺乳动物的健康状况。

（1）一般状态：发育良好，眼睛有神，运动自如，反应灵活，食欲良好。

（2）头部：眼结膜无充血，瞳孔清晰且眼、鼻无分泌物，呼吸均匀无啰音，无鼻翼扇动或不打喷嚏。

（3）皮毛：柔软、清洁、有光泽，无脱毛或蓬乱现象，皮肤无真菌感染。

（4）腹部：无膨大隆起现象，肛门区无稀便和分泌物。

（5）外生殖器：无损伤、脓痂和异味黏性分泌物。

（6）爪趾：无溃疡或结痂等。

第二节 实验动物的福利与保护

实验动物是用于教学演示及科学研究的动物，由专人按照相关标准培育和饲养。这要求实验动物需要具备明确的遗传背景、清晰的来源，并对携带的寄生虫、微生物和其他健康状况进行严格控制。实验动物不仅是医学和生命科学研究的基础及重要支撑条件，更是目前使用最为广泛的实验对象，被称为“活的精密仪器”，每年有数千万至亿计的实验动物被用于进行各类研究。

由于现代医学技术和伦理的局限，人体无法直接作为大多数生物实验的对象，因此，动物实验仍是推进科学研究的最佳手段。在此背景下，实验动物的福利与保护是培养医学生职业素养环节的重要内容之一，同时也是医学和生命科学相关实验研究中容易忽视的问题。

一、实验动物福利

动物福利的概念最早由动物学者休斯提出，包含生理福利和心理福利，旨在确保动物享有健康、舒适、安全的生活环境，能够表达天生的行为，并免受痛苦和恐惧。动物福利强调相对动物权，在合理使用动物的同时，应以人道的方式确保动物处于康乐状态下被使用。

（一）动物福利的“五大自由”内涵

1. 享有不受饥渴的自由　必须保证提供给动物充足的水、食物，即生理上的福利。

2. 享有生活舒适的自由　人类必须针对不同动物的居住环境需求，为动物提供适宜的生活环境，即环境上的福利。

3. 享有不受痛苦、伤害和疾病的自由　人类必须为动物提供较为完备的疾病防护和伤害治疗，尽可能地减少动物遭受疾病和伤害所带来的身体上的痛苦，即卫生上的福利。

4. 享有表达天性的自由　人类必须为动物提供足够的生存空间，以保证动物能够充分地表达其天性，即行为上的福利。

5. 享有生活无恐惧和悲伤的自由　保证为动物提供必要的精神上和心理上的照料，保证其心理健康，避免不必要的恐惧和悲伤，即心理上的福利。

（二）动物福利的“3R”原则

实验动物“3R”原则，即“减少（reduction）”：尽量采用体外实验的方法或者其他生物学手段以有效地减少对实验动物的使用次数和实验使用频率；“替代（replacement）”：在我们需要进行实验时，尽量寻求其他可以取代活体动物的方法或实验材料；“优化（refinement）”：通过改善实验的设计与程序来达到降低实验动物疼痛的目标。

二、实验动物保护

动物实验的过程可以分为实验前、实验中和实验后 3 个阶段。基于实验动物“3R”原则，需要在各阶段采取不同的福利与保护措施。

（一）实验前动物保护

1. 学习动物伦理相关课程，包括动物保护条例、动物福利发展史、动物伦理的哲学思想等，以及《实验动物管理条例》与“3R”原则等。

2. 实验前预习实验内容，明确实验目的、方法和步骤，规范操作。

3. 部分实验可针对情况减少实验动物的使用，利用网络和多媒体技术模拟试验过程，如开展虚拟仿真实验、使用共享平台研究数据等。

4. 在设计实验时，优先考虑用低等动物替代高等动物进行实验，如细菌、真菌、昆虫或软体动物，减少脊椎动物的使用。

（二）实验中的动物保护

1. 为动物提供舒适的环境和照顾，制订并落实必要的安全保障措施，对突发和紧急情况应有完备的应急方法和措施，确保实验顺利进行。

2. 鼓励学生参与动物实验的全过程，如饲养、试剂配制、实验模型建立等，以提高教学效率，减少动物应激与不当操作带来的创伤，以此减少人为因素造成不必要的动物牺牲。

（三）实验后的动物保护

1. 实验动物的处置也是动物保护的重点内容。不能继续实验且损伤较大的动物应执行安乐死，并及时进行无害化处理动物尸体。

2. 鼓励学生参与或组织实验动物默哀仪式、建立纪念碑等公益性活动。

三、动物福利与保护现状

我国现已形成以《实验动物管理条例》为核心，辅以地方相关法规的实验动物福利保护法律体系。近年来，随着相关法规的颁布，我国的实验动物管理体系愈加完备。实验动物的福利与保护是一项长期而艰巨的任务，应增强动物保护意识，善待动物，增强社会责任感，合理地保护与利用各种动物资源，提高实验动物的福利水平。

第三节　动物实验基本操作技术

一、实验动物捉拿与固定方法

1. 小鼠　捉拿小鼠时，可先用右手抓住其尾部，放在较粗糙的台面或鼠笼盖的铁纱网上（图 2-3-1A）。随后，向后轻拉鼠尾，诱导小鼠向前爬行，再用左手拇指和示指抓住小鼠的两耳及颈后皮肤，使其不能回头（图 2-3-1B）。翻转左手后，用左手示指和拇指抓住小鼠颈部皮肤，再用手掌及小指夹住其尾部（图 2-3-1C）。此法多用于灌胃以及肌内注射、腹腔和皮下注射等。进行心脏采血、解剖、外科手术实验、取尾血及尾静脉注射时，可将小鼠固定于固定器上。

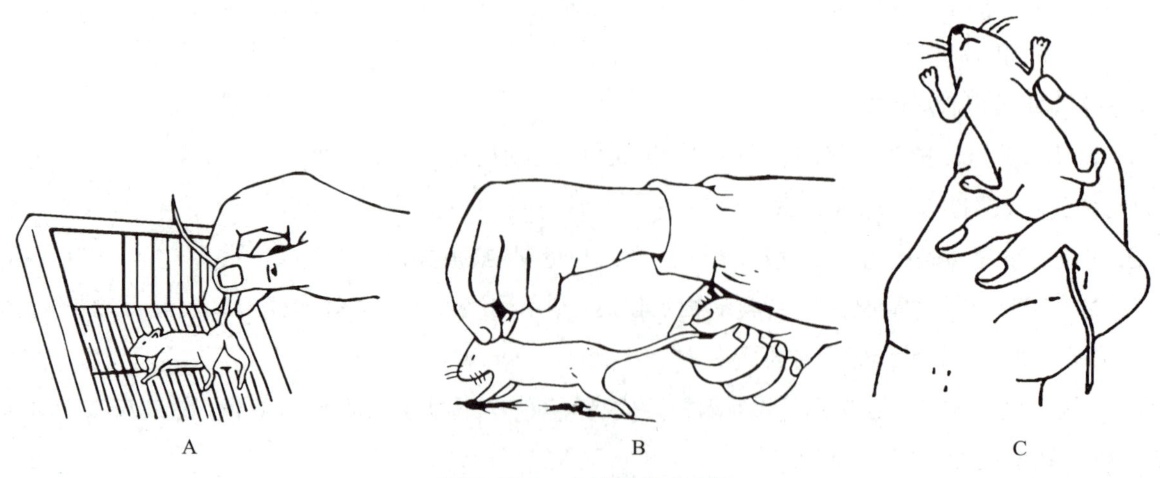

图 2-3-1　小鼠的捉拿方法

2. 大鼠 在被激怒后易咬人，因此在实验前应尽量避免刺激大鼠。大鼠的捉拿方法基本同小鼠，右手抓住其尾巴中部并提起，迅速放在笼盖上或其他粗糙面上。左手顺势卡在大鼠躯干背部，稍加压力向头颈部滑行，最终握住大鼠整个身体并固定鼠头部(图 2-3-2)。为避免咬伤自己，捉拿时可戴上防护手套。同时，捉拿时勿用力过猛或捏住其颈部，以免造成窒息。若需要进行手术，则应在麻醉后将大鼠绑在固定板上，用胶布(或皮筋)缠粘四肢，再用大头针透过胶布扎在泡沫板上，确保四肢得到妥善固定。

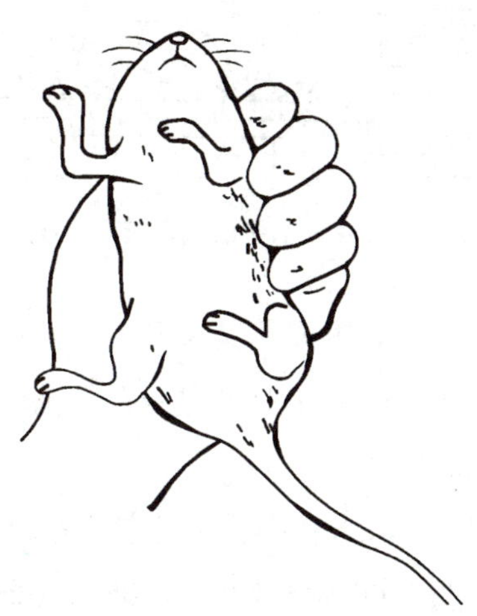

图 2-3-2 大鼠的捉拿方法

3. 豚鼠 胆小易惊，抓取时必须稳、准、迅速。先用右手掌迅速而轻轻地扣住豚鼠的背部，抓住其肩胛上方。同时，用右手拇指和示指环握颈部。对于体型较大的豚鼠，可用另一手托住其臀部以辅助固定(图 2-3-3)。豚鼠的固定方法基本同大鼠。

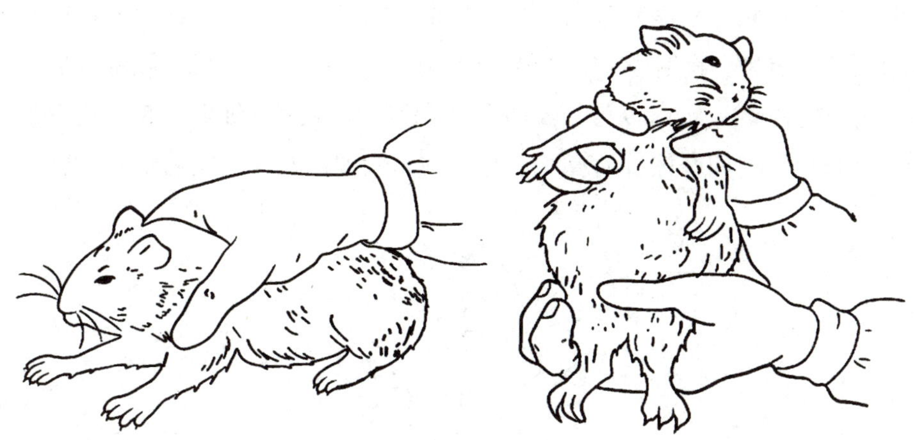

图 2-3-3 豚鼠的捉拿方法

4. 家兔 右手抓住家兔颈背部皮肤并轻轻提起，左手则托住其臀部或腹部，使其大部分体重集中在左手上。然后，根据实验要求将家兔进行固定。若需要进行家兔耳血管注射或采血时，可用兔盒进行固定。在进行各种手术时，先将家兔麻醉，然后将四肢与头部固定于操作台上，这种方法多用于血压测量、呼吸测量和手术操作等(图 2-3-4)。

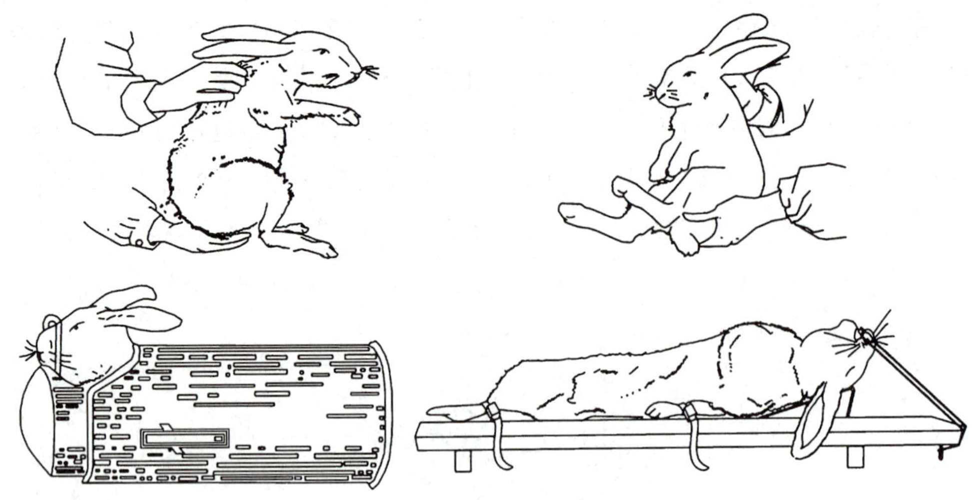

图 2-3-4　家兔的捉拿与固定方法

5. 犬　抓取犬时，需要用特制的长柄钳夹住其颈部，并套上犬链。随后，用绷带将犬捆绑结实，再将绷带绑于其颈部。若实验需要麻醉，可先对犬进行静脉麻醉，然后取下犬链并解绑。将麻醉后的犬放在实验台上，根据实验要求固定。

6. 牛蛙　一般用左手捉拿牛蛙，用示指和中指夹住其左前肢，用拇指压住右前肢。同时，用环指和小指夹住两下肢并拉紧。若需要长时间固定牛蛙，可破坏其脊髓和延髓后进行固定。具体方法是使用毁髓针由牛蛙的枕骨大孔刺入并向下穿刺以破坏脊髓，再向上穿刺以破坏延髓。此时，牛蛙的四肢张力全无，可用大头针将其四肢固定于蛙板上。

二、实验动物的编号方法

对于犬、家兔、豚鼠等大型动物，可采用特殊的金属号码牌固定于耳上；对于白色皮毛的动物，如家兔、大鼠和小鼠可用黄色三硝基苯酚（苦味酸）涂于皮毛上标明号码。编号的原则遵循先左后右，从上到下的顺序。如为小鼠编号 1～10 号，可将小鼠的背部划分前肢、腰部和后肢的左、中及右部共 9 个区域，从左到右依次为 1～9 号，第 10 号小鼠则不涂黄色（图 2-3-5）。需要注意的是，皮毛上涂的颜色标记可能因长时间摩擦、动物舔毛、尿液或水浸湿以及自然换毛脱毛等消退。

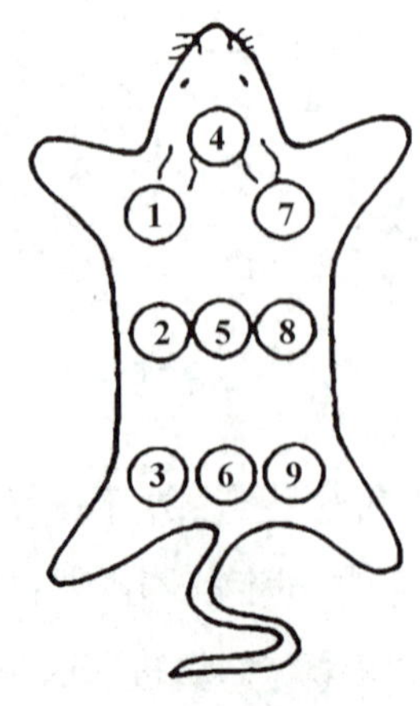

图 2-3-5　小鼠的背部编号方法

三、实验动物的给药方法

1. 口服给药　药物可以放入饲料中或溶于饮用水中，由动物自行摄入。此方法的优点在于操作简便，且不易因操作失误导致动物死亡。然而，其不足之处在于动物的状态和饮食偏好各异，且动物个体间服药量差异较大；同时，饮水和食物摄入量也会影响药效分析的准确性。对于大型动物，在给予片剂、丸剂、胶囊剂时，可用镊子或手指送至舌根部，迅速闭合口腔，并将头部稍稍抬高，使其自然吞咽。该方法一般用于动物的长期给药、疾病防治及药物毒性观察等实验。

2. 灌胃给药　可以准确地掌握给药剂量和时间。但每天灌胃给药可能会对动物的上消化道造成一定的机械损伤，因此必须掌握灌胃技术。

（1）家兔灌胃法：需要由二人合作进行。一人取坐位，用双腿夹住兔身，双手分握兔耳及前肢以固定头部；另一人将开口器横插入家兔口内，压住舌头。由前一人将开口器固定于家兔上下门齿之间，取胃管从开口器中部小孔插入食管。插管时应小心避免误入气管，否则可能引起家兔剧烈挣扎和呼吸困难。可将胃管的外端浸入水中检查是否有气泡冒出，如有气泡冒出则表明插在气管内，此时应拔管并重新插管。当确认胃管在食管内后，用连接装有药液的注射器，将药液注入，并推入少量的空气以确保胃管中无药液残留。随后慢慢拔出胃管，取出开口器（图 2-3-6）。

（2）大鼠或小鼠灌胃法：左手仰持大鼠或小鼠，使其头部充分伸直，但不宜抓得过紧以免窒息。右手拿起连有小鼠灌胃管的注射器，小心自口角插入口腔，再紧贴舌背沿上腭进入食管注入药液。胃管可选用适宜口径的硬质塑料管或磨去针头的 8 号注射针头弯成适当的弧度制成。在操作时，左手固定大鼠或小鼠时应将其头颈部拉直，如遇插管有明显阻力，应拔出再重新插入（图 2-3-7）。

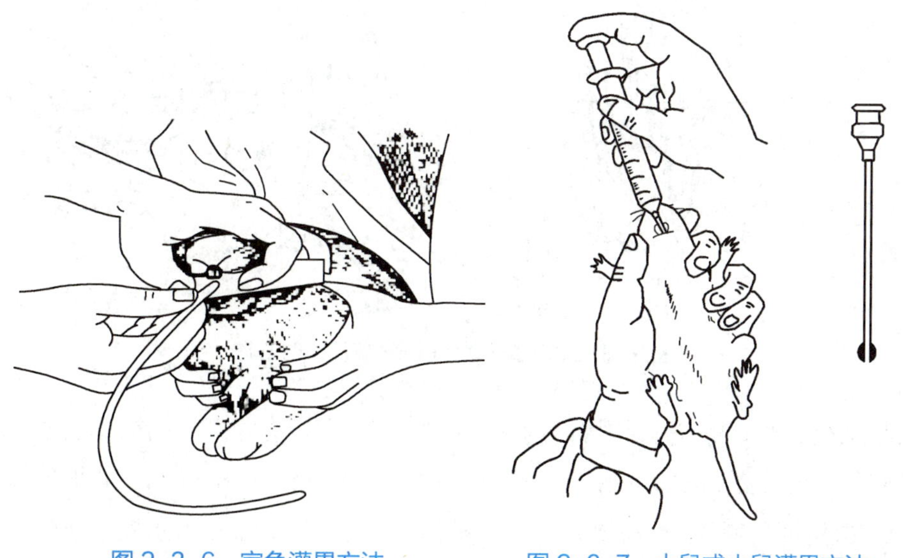

图 2-3-6　家兔灌胃方法　　图 2-3-7　大鼠或小鼠灌胃方法

3. 注射给药

（1）皮下注射：对于大多数实验动物而言，皮下注射最适宜的部位是颈背、腋下、侧腹、后腿肢体、臀部等皮下组织疏松的部位。小鼠、大鼠和豚鼠一般用手固定，而家兔和犬则固定在实验台上。不同实验动物的注射部位有所不同，犬多在大腿外侧，豚鼠则在大腿内侧或小腹部，大鼠可在左侧下腹部。其操作方法是：用左手轻轻抓起皮肤形成皱褶，右手持注射针头插入皮肤皱褶的基底部 5～10mm 深，如针头易于摆动表明已刺入皮下。缓慢注入药液后，注射部位会隆起。拔出针头并用手指轻压注射部位以防药液漏出。

（2）肌内注射：应选择肌肉发达且无大血管通过的部位进行注射。注射前先将动物固定并剪去注射部位的被毛，用 75% 乙醇棉球消毒后将注射针头刺入肌肉组织内。回抽注射器如无回血后，方可注入药液。

（3）腹腔注射：对于家兔、犬等动物进行腹腔内注射时，需要由助手抓住动物使其腹部向上，在下腹部约 1/3 处略靠外侧（避开肝脏和膀胱）将注射针头刺入腹腔。回抽注射器，观察是否插入脏器或血管后再进行注射。此方法还可用于大鼠或小鼠给药。在给药时，左手捉拿动物使其腹部向上，右手持注射器针头从下腹部朝头部方向刺入腹腔，深度 3～5mm。进入腹腔时可有落空感，回抽注射器若无血液或尿液时，则表明针头未刺入肝脏、膀胱等脏器，即可注入药物。为避免伤及内脏，可使动物处于头低位，使内脏上移。

（4）静脉注射：应根据不同的动物选择不同的注射血管。下面以家兔、大鼠或小鼠、犬、牛蛙等动物的注射方式为例加以介绍。

1）家兔的耳缘静脉注射：将家兔固定并剪去其耳缘部位的被毛。用 75% 乙醇棉球擦拭或用左手拇指和示指压住耳根端使局部血管扩张。注射针头以静脉近末梢插入血管并轻轻回抽注射器，如有回血即注入药物。注射完毕后抽回注射器并用干棉球压迫注射部位避免出血（图 2-3-8）。

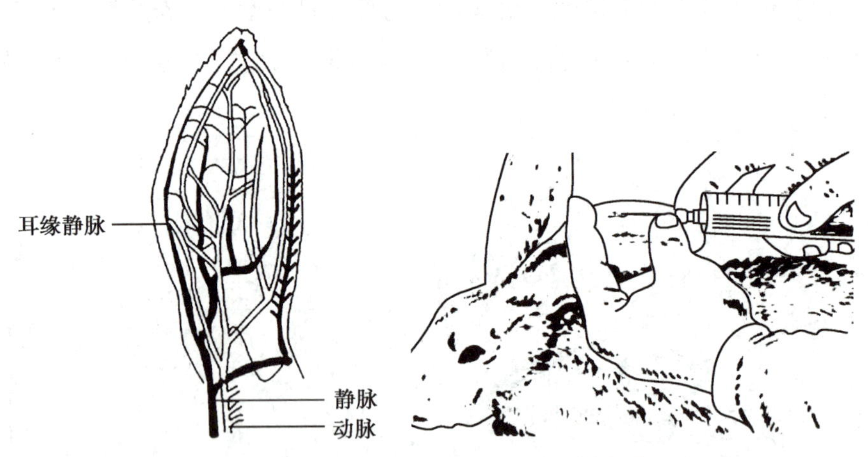

图 2-3-8　家兔耳缘血管分布及注射方法

2）大鼠或小鼠静脉注射：常采用尾静脉注射（图 2-3-9）。将大鼠或小鼠固定于盒内或扣在较重的烧杯内，仅使其尾巴外露，尾部可用 45～50℃温水浸泡半分钟或用 75% 乙醇棉球擦拭，使尾部的血管扩张。因大鼠尾部角鳞较多，需要先刮去。操作时，以左手拇指和示指捏住尾根部左右侧，使血管更加扩张，尾部静脉显得更清晰。同时以左手环指和小指夹住其尾端，以中指托起尾巴，以使尾巴固定。随后，用 4 号细针头，在距尾尖 2/3 处的两侧静脉，以水平且向心的方向进针。注射过程中应注意药液是否流畅注入，若感到阻力较大或注射部位皮下发白时，表示药液未进入静脉内，此时应更换部位重新注射。注射完毕后，将其尾部向注射侧弯曲或用棉球轻轻揉压注射部位，以免出血。值得注意的是，大鼠或小鼠的尾静脉注射部位应尽量选在鼠尾下 1/3 处，此处皮薄，血管较易注入。常选用鼠尾左右两侧两根尾静脉，因其位置较固定，便于注射。而背侧尾静脉因位置易动，故一般少用；而腹侧面是动脉，不宜用作静脉注射。

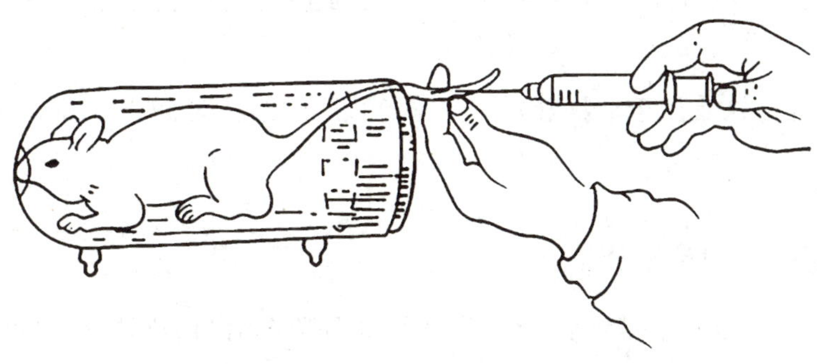

图 2-3-9　小鼠尾静脉注射

3）犬的前后肢静脉注射：将犬固定后，将其前肢内侧静脉或后肢小隐静脉部位去毛，并在静脉向心端用橡胶带绑紧，使血管充血。局部消毒后，针头朝向近心端刺入静脉。为确保药物准确注入静脉，应回抽注射器，见回血后放松橡胶带，再缓慢注入药物。此过程注意妥善固定静脉，因为静脉只隔一层皮肤，浅而易滑动，注射时针头不可刺入过深，且方向应与血管平行。

4）牛蛙的腹壁静脉注射：将已破坏脊髓的牛蛙固定于蛙板上，剪开腹部皮肤，并沿腹部正中线左侧约 1cm 处剪开腹肌并翻转，可见腹静脉沿腹壁下行。注射时，左手拇指和示指捏住其腹壁肌肉并稍向外拉，中指在下顶起腹壁肌肉，右手持注射器，将针头沿血管水平方向刺入即可。

（5）淋巴囊注射：牛蛙的皮下有数个淋巴囊（图 2-3-10），注入药物易于吸收。一般以腹淋巴囊作为给药部位。注射时，左手抓住牛蛙并固定四肢，使腹部朝上；右手持注射器，将注射针头从牛蛙大腿上端刺入，经过大腿肌层进入腹壁皮下，再进入淋巴囊，然后注入药液。因为针刺经过肌层，拔针时刺口处易于闭塞，可避免药液漏出。注射量通常每只牛蛙 0.1～1.0mL。

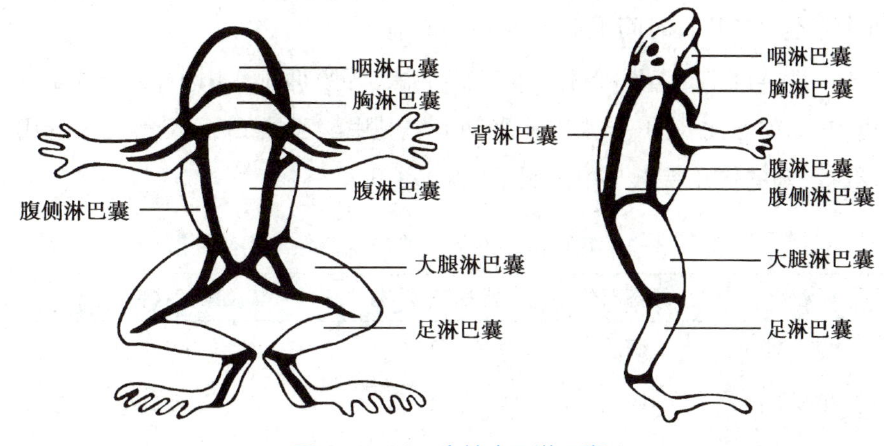

图 2-3-10　牛蛙皮下淋巴囊

4. 其他途径给药

（1）呼吸道给药：粉尘、蒸气、气体或雾等状态的药物或毒物，均需要通过动物呼吸道摄入。如动物实验中使用乙醚进行吸入麻醉，或使动物吸入一定量的氨气、二氧化碳等，以观察其呼吸循环的变化，均可通过这一给药途径实现。

（2）皮肤给药：为评估药物或毒物经皮肤的吸收情况、局部作用、致敏作用和光感作用等，均需要采用皮肤给药方法。如家兔和豚鼠常先在背部一定面积的皮肤上脱毛，然后将药液涂在皮肤上，使其经皮肤吸收。

（3）直肠给药：此方法常用于动物麻醉。当家兔直肠内给药时，常使用灌肠用的橡胶管或14号导尿管作为代替工具。

四、实验动物的麻醉方法

在机能实验中，实验动物的麻醉是一个至关重要的环节。恰当的麻醉不仅能够确保手术的成功，还能保障整个实验的顺利进行。在动物实验中，所用的麻醉药分为全身麻醉和局部麻醉两大类，其中全身麻醉又可细分为吸入麻醉和非吸入麻醉两种。

1. 麻醉方法及所用麻醉药

（1）吸入性麻醉法：常用的麻醉药有乙醚、氟烷、异氟烷等。对于体型较小的动物（如小鼠、大鼠、豚鼠等），可将其置于玻璃罩内或烧杯中，然后将含有定量麻醉药的棉球或纱布放入其中，动物通过吸入麻醉药达到麻醉效果；对于体型较大的动物（如家兔），可放入麻醉箱中，通过向箱内注入麻醉药进行麻醉，乙醚是常用的麻醉药。该方法的优点为安全系数高，麻醉深浅易于掌握；缺点是对上呼吸道黏膜有较强的刺激，易导致分泌物增多，从而引发呼吸道阻塞。为减少这类不良反应，可在麻醉前注射阿托品，以减少腺体分泌。但值得注意的是，该方法需要专门的设备，并持续监测动物状态。

（2）非吸入性麻醉法（注射麻醉法）：非吸入性麻醉药在动物实验中应用广泛，能够使动物迅速进入麻醉状态而无明显兴奋期。各种非吸入性麻醉药的选择应根据实验动物种类、实验目的及手术过程等因素综合考虑。在犬或家兔的慢性实验中，戊巴比妥钠是较好的麻醉选择，其麻醉时间可持续2～3小时，且麻醉后死亡率低。对于大鼠亦适用，但麻醉时间较短，仅持续1小时左右。对小鼠的麻醉时间则很短，不宜进行长时间手术。

在急性实验中，麻醉药的选择标准主要是麻醉平稳、呼吸抑制作用小，且对实验结果无影响。中效的巴比妥类药物（如戊巴比妥钠、异戊巴比妥钠）、氨基甲酸乙酯、氯醛糖等均可选用。

2. 实验常用麻醉药的作用特点与用药剂量（表2-3-1）。

表2-3-1 实验常用麻醉药的作用特点与用药剂量

药名	动物	给药部位	常配浓度/%	给药剂量	维持时间
戊巴比妥钠	大鼠或小鼠	腹腔	2	2～3mL/kg	3～5小时
	豚鼠	腹腔	2	2～2.5mL/kg	
	犬或家兔	静脉	3	1mL/kg	
巴比妥钠	犬	静脉	2.5～3	1mL/kg	2～4小时
	大鼠	腹腔	1	0.3～0.4mL/100g	

续表

药名	动物	给药部位	常配浓度 /%	给药剂量	维持时间
氨基甲酸乙酯	犬或家兔	静脉	20	2.5 ～ 3.3mL/kg	2 ～ 4 小时
	大鼠或小鼠	腹腔	10	1.5mL/100g	
氯胺酮	犬或家兔	静脉	1	0.3 ～ 0.5mL/kg	20 ～ 30 分钟
	大鼠	肌肉	1	0.6mL/100g	30 分钟
	豚鼠	腹腔	1	0.8mL/100g	30 分钟
普鲁卡因	各种动物	脊髓、黏膜	1	视情况而定	30 分钟

3. 麻醉效果的判断及注意事项

（1）麻醉效果的判断：可根据以下方面进行判断。①呼吸频率和深度：呼吸节律呈现深而慢的改变；②角膜反射的敏感度和存在情况：角膜反射存在但较为迟钝；③肢体和腹壁肌肉的紧张度：肢体肌肉松弛，腹壁肌肉紧张度下降，躯体自然倒下；④对痛刺激的反应：用血管钳或镊子夹皮肤无疼痛反应。

（2）注射麻醉的注意事项：①动物麻醉后可导致体温下降，要注意保温。在寒冷季节，注射前应将麻醉药加热至与动物体温相一致的水平。②犬、猫或灵长类实验动物，术前 8～12 小时应禁食，避免麻醉或手术过程中发生呕吐反应而引起窒息或吸入性肺炎。家兔或啮齿类动物无呕吐反射，术前无须禁食。③不同动物个体对麻醉药的耐受性不同，静脉注射时应注意给药速度，并密切观察动物生命体征变化。一旦出现呼吸节律不齐和心动过缓，应立即停止给药。④麻醉应根据情况逐渐加量，避免一次性剂量过大导致动物死亡。在实验过程中，如麻醉过浅，可临时补充麻醉药。

4. 麻醉意外处理　麻醉过量时，实验动物会出现两种情况：一是呼吸、心搏骤停或间断；二是动物全身皮肤颜色青紫，呼吸浅而慢。此时要密切观察动物生命体征的变化，做好实施抢救工作的准备。同时，可根据不同情况采取相应的急救处理措施，如实施人工呼吸，注射呼吸兴奋剂（如尼可刹米、咖啡因）等。待动物恢复自主呼吸后，再进行后续操作。

五、常用实验动物的采血方法

1. 小鼠和大鼠的采血方法

（1）剪尾尖采血：当所需血量很少时，可采用本法。将鼠装入固定器内，露出鼠尾。用手擦揉鼠尾或将鼠尾置于 45～50℃温水中浸泡数分钟，或用 75% 乙醇棉球涂擦鼠尾，使尾静脉充血后，剪去尾尖，血液即可流出。此法适用于少量血液样本的采集，如血常规检查。

（2）眼眶后静脉丛采血：该法的穿刺部位位于眼球和眼眶后界之间的后眼眶静脉丛（图 2-3-11、图 2-3-12）。采血管是一端内径为 1～1.5mm，另一端扩大成喇叭形的毛细玻璃管，整个管长约为 15cm。采血时，左手拇指、示指和中指捏住鼠颈部，利用捏紧的压力使静脉丛充血，眼球充分外突。右手持采血管，由内侧眼角将其尖端向眼眶后壁插入，平行地向甲状软骨方向推进，深 4～5mm 即达静脉丛，轻轻转动玻璃管并少许回缩，血液即可流入管内。当得到所需的血量后，解除加于颈部的压力，同时将采血管拔出，以防止术后穿刺孔出血。小鼠一次采血 0.2mL，大鼠 0.5mL。

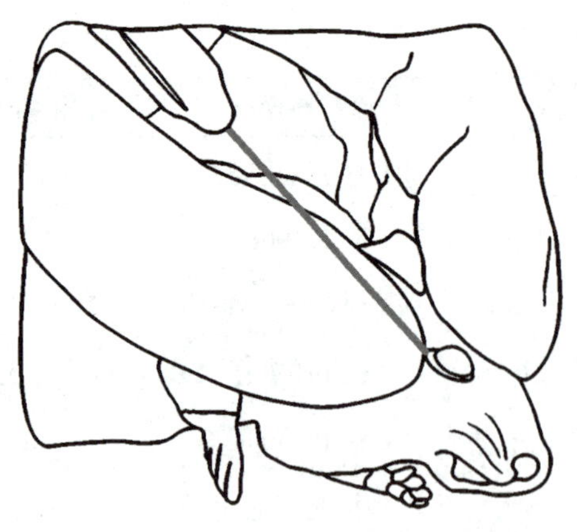
图 2-3-11　小鼠后眼眶静脉丛采血方法

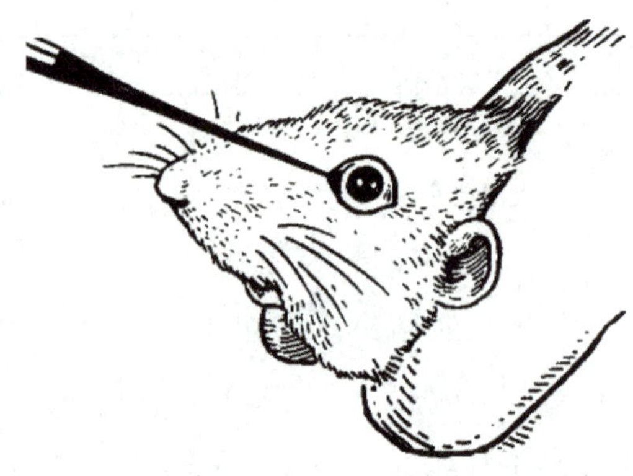
图 2-3-12　大鼠后眼眶静脉丛采血方法

（3）断头采血：以小鼠为例，用剪刀在鼠颈部将鼠头剪掉，立即将鼠颈向下提起小鼠，对准已备好的容器，鼠血即可从颈部迅速滴入容器内（图 2-3-13）。小鼠可采血 0.8～1.2mL；大鼠可采血 5～10mL。

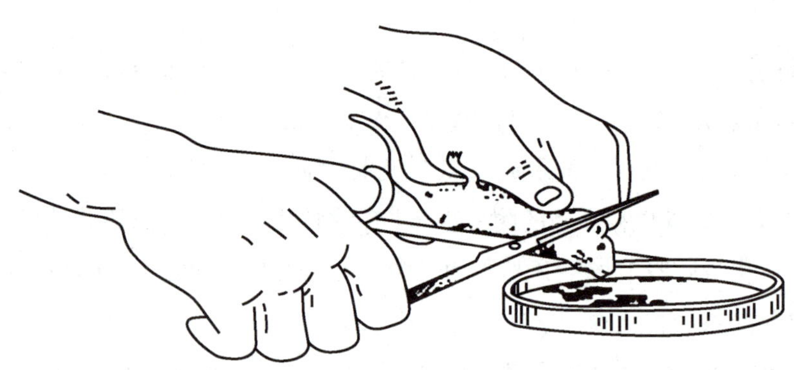
图 2-3-13　小鼠断头采血方法

2. 家兔和豚鼠的采血方法

（1）心脏采血：将实验动物仰卧固定于手术台上，剪去心前区的被毛，用碘酊和乙醇消毒皮肤。随后，用左手触摸其胸骨左缘第 3、4 肋间隙，定位心脏搏动最明显处作为穿刺点。右手持注射器，将针头插入胸腔，通过针尖感到心脏搏动时，将针头刺入心脏，然后抽出血液。

（2）耳缘静脉采血：以家兔为例，在兔耳背部内侧，可见一条较粗且颜色深暗的静脉。通过用手轻弹耳背后缘或用 75% 乙醇棉球涂抹皮肤使血管扩张，以左手固定兔耳，右手持注射器，在耳缘静脉末端，沿静脉平行的向心方向穿刺静脉，即可见静脉血顺利流入针筒。完成采血后，注意进行止血处理。此法单次可采血 5mL。另外，也可待耳缘静脉充血后，用锋利小刀在靠耳尖静脉分枝处轻划一小口，兔血即由血管破口处流出，取装有抗凝剂的试管接取。家兔耳缘静脉采血作为最常用的采血法，尤其适合于需要反复多次采血的情况，因此，保护耳缘静脉，预防栓塞的发生尤为重要。

（3）耳中央动脉取血：以家兔为例，用手轻弹耳壳或用 75% 乙醇棉球涂抹皮肤使血管扩张，在兔耳中央，可见一条较粗且颜色较鲜红的中央动脉。以左手固定兔耳，右手持注射器，在中央动脉末端，沿动脉平行的向心方向穿刺动脉，即可见动脉血进入针筒。采血后注意止血。此法单次可采血 15mL。另外，也可待耳中央动脉充血后，用锋利小刀在靠耳尖动脉分支处轻划一小口，兔血即由血管破口流出，取装有抗凝剂的试管接取。需要注意的是，由于兔耳中央动脉容易发生痉挛性收缩，因此抽血前必须先让兔耳充分充血，当动脉扩张且未发生痉挛性收缩时立即进行采血，以免等待时间过长而导致动脉发生较长时间的痉挛性收缩。

3. 犬的采血方法

（1）前后肢皮下静脉采血：术前，实验动物 12 小时禁食。根据动物体重计算戊巴比妥钠用量。操作时妥善固定动物肢体，暴露隐静脉，缓慢注射。待麻醉起效后，进行采血。

（2）颈外静脉或颈总动脉采血：将麻醉过的犬固定于手术台上，进行颈外静脉或颈总动脉的分离手术。颈外静脉清晰暴露后，使用注射器针头沿静脉向心方向平行刺入，抽取所需血量（家兔、大鼠或小鼠亦可采用此种方法采血）。采用此法，体重 20g 小鼠可采血 0.6mL 左右，体重 300g 的大鼠可采血 8mL 左右，家兔一次采血 10mL 以上。对于犬，也可以不必进行手术，固定后使其取卧位，剪去颈部毛发，将其颈部拉直，左手拇指压住颈静脉入胸部皮肤，使静脉怒张，右手持注射器，针头沿血管向心端刺入采血。此法一次可采较多血量（图 2-3-14）。

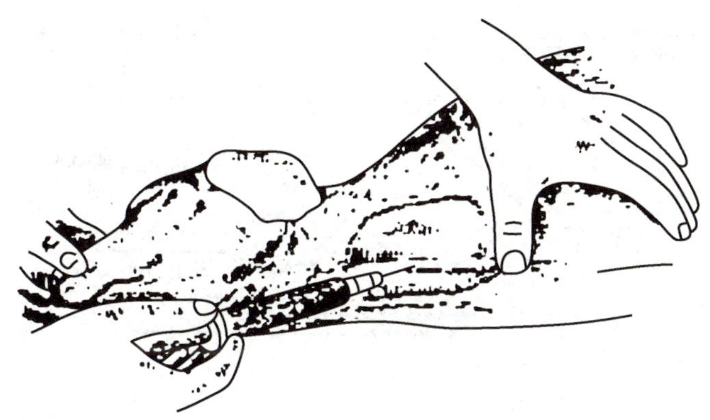

图 2-3-14　犬颈静脉采血方法

六、实验动物的处死方法

急性动物实验结束后，通常需将动物处死。此外，因采集脏器、组织等特殊需要时，也常需要处死动物。处死方法因动物种类而异。

1. 大鼠或小鼠

（1）脊椎脱臼法：为大鼠或小鼠最常用的处死方法。右手抓住鼠尾用力后拉，同时左手拇指与示指用力向下按住鼠头，将脊髓与脑髓拉断，使鼠立即死亡。

（2）断头法：此法适用于鼠类等体型较小的实验动物。在鼠颈部使用剪刀将鼠头剪掉，鼠因断头及大出血而迅速死亡。

（3）打击法：主要用于豚鼠的处死。右手抓住鼠尾并提起，用力摔击鼠头（也可用小木槌用力打击鼠头），致其死亡。

2. 犬、家兔和豚鼠

（1）空气栓塞法：向动物静脉内注入一定量空气，引发空气栓塞致死。静脉内注入空气的量为：家兔 20～40mL、犬 80～150mL。

（2）急性放血法：通过主动脉（颈动脉或股动脉）快速放血，使动物迅速死亡。

（3）破坏延脑法：若实验中如已暴露脑髓，可用器具破坏延脑使动物死亡。

（4）开放气胸法：将动物开胸，造成开放性气胸，导致肺萎陷使动物窒息死亡。

（5）化学药物致死法：常用静脉内快速注入过量氯化钾，使心搏骤停致死。

（6）过量麻醉致死法：快速过量注射非挥发性麻醉药，或让动物吸入过量的乙醚，使实验动物中枢神经过度抑制而死亡。

（7）CO_2处死法：使实验动物吸入大量CO_2等气体而中毒死亡。

第四节　机能学实验常用手术器械及用途

在机能学实验中，所使用的手术器械基本上与人体外科手术器械相同（图 2-4-1），但也包含一些特殊器械。以下是常用的手术器械及其用法简介。

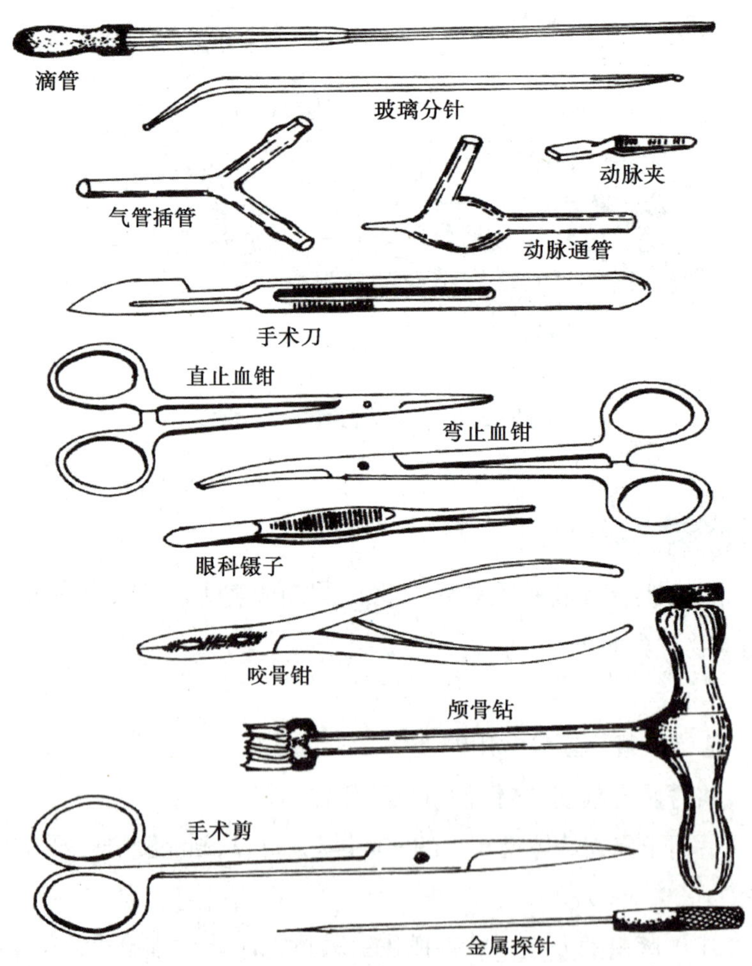

图 2-4-1　常用手术器械

1. 手术刀　主要用于组织的切开和解剖。根据手术部位与性质的不同，需要更换大小不同的刀片。手术刀片类型多样，包括圆刃、尖刃和弯刃，且尺寸和长度各异。手术刀柄同样有大小及长短之分，还有一类是将手术刀柄与刀片连在一起的设计，此类也有圆刃、尖头及眼科手术刀（柳叶刀）等不同类型。正常的执刀方法有以下4种（图2-4-2）。

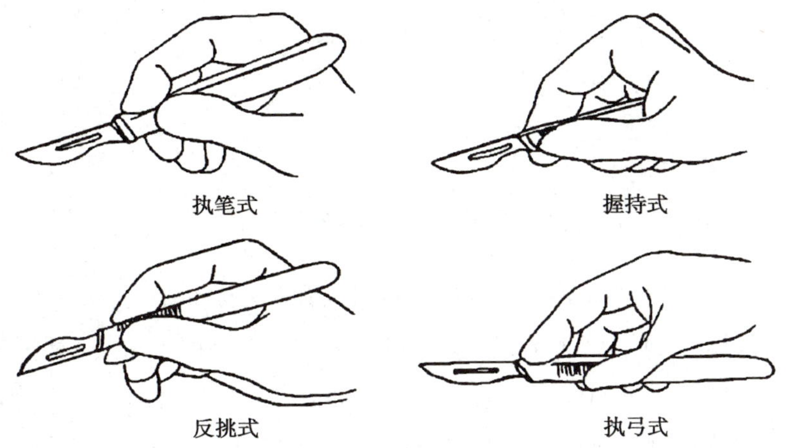

图2-4-2 持刀方法

（1）执笔式：用于切割短小的切口，操作轻柔且操作精确。如解剖血管或神经、做腹膜小切口等。

（2）握持式：用于切割范围较大、需要较大力量的切口，如截肢或切开较长的皮肤切口。

（3）反挑式：用于向上挑起组织，以免损伤深部结构。

（4）执弓式：是最常用的一种执刀方式，动作浮动大而灵活，适用于腹部、颈部或股部的皮肤切口。

2. 手术剪 分为线剪和组织剪，尖端均有直、弯区别。组织剪主要用于剪切皮肤、肌肉等粗软组织，也可用来分离组织，即利用剪刀尖端插入组织间隙，分离无大血管的结缔组织等；线剪可用于剪断手术过程中的各类手术丝线。此外，眼科剪体型小巧，主要用于剪切血管、神经等柔软组织，同样也有直头与弯头之分。正确的持剪方式如图2-4-3所示，即用拇指与环指持剪，示指置于手术剪上方。

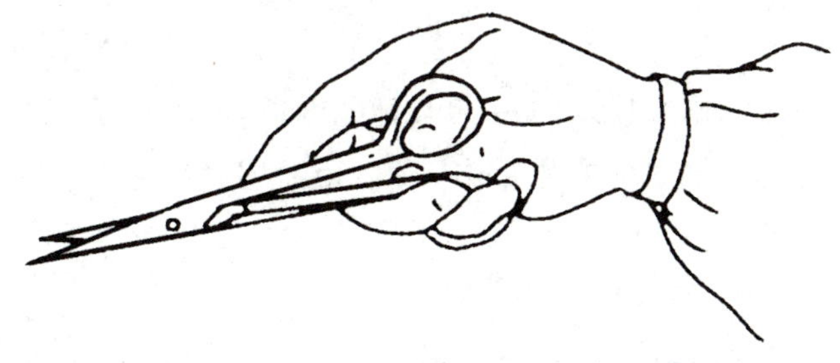

图2-4-3 持剪姿势

3. 粗剪刀 用于剪切实验动物皮毛以及蛙类的骨、皮肤等粗硬组织。

4. 手术镊 主要用于夹持或提取组织，便于剥离、剪断或缝合。手术镊分有齿和无齿两种，且长短不一。有齿镊用于夹持较坚韧的组织，如皮肤、筋膜、肌肉等。无齿镊用于夹持较脆弱的组织，如血管、神经、黏膜等。正确的执镊方式如图2-4-4所示，即以拇指对示指和中指，平稳且适度用力把持。

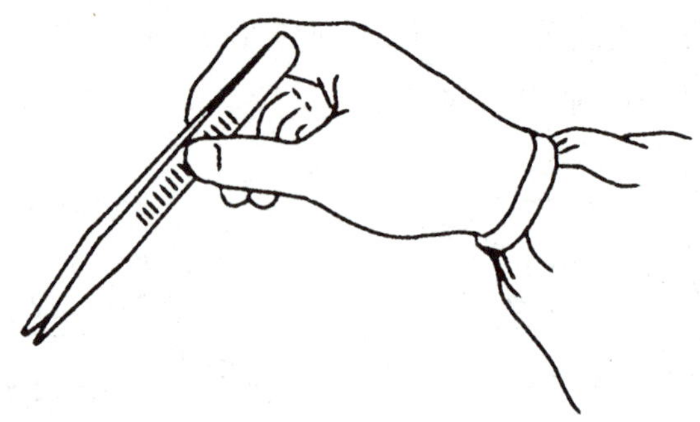

图 2-4-4　持镊姿势

5. 血管钳（止血钳）　主要用于钳夹血管或出血点以止血，也可用于分离组织、牵引缝线、把持和拔出缝针等。持血管钳的方式与持手术剪方式相同。开放血管钳的方法是：利用右手已套入血管钳环口的拇指与环指相对挤压，继而以旋开的动作开放血管钳。血管钳按手术所需分直、弯、有齿、无齿、长柄及不同尺寸等各类型。例如，直血管钳用于浅部位或皮下止血；弯血管钳用于较深部止血；蚊式血管钳用于精确止血和分离组织。

6. 咬骨钳　用于打开颅腔和骨髓腔时咬切骨质。

7. 颅骨钻　用于开颅时钻孔。

8. 金属探针　用于毁坏蛙类脑和脊髓。

9. 玻璃分针　用于分离神经与血管等组织。

10. 蛙心夹　使用时一端夹住心尖，另一端通过缚线连接至杠杆或换能器，用于进行心脏活动的描记。

11. 蛙板　是约为 20cm × 15cm 的木板，用于固定蛙类，可用大头针将蛙腿钉在蛙板上，便于实验。

12. 动脉夹　用于阻断动脉或静脉血流。

13. 气管插管　在急性动物实验中，一端插入气管，以保证呼吸畅通。

14. 动脉插管　在急性动物实验中，一端插入动脉，另一端接压力换能器，以记录血压。插管内不可有气泡，以免影响结果。

注意：各种手术器械使用结束后应及时清洗，齿间和轴节间的血迹或污物应用小刷在水中刷洗干净，然后用干布擦干。忌用火焰烘干或作重击用，以免镀层脱落生锈。久置不用的金属器械应擦油加以保护。

第五节　动物实验常用手术部位及手术方法

动物手术质量对实验的成败以及实验数据是否可靠具有至关重要的影响，因此应高度重视动物手术的各个环节，熟练掌握基本的动物实验操作技术。

一、备皮

在备皮之前，一般将动物麻醉并固定在手术台上。此时，应使用粗剪刀剪被毛，不可用组织剪或眼科剪。剪毛范围应大于切口长度。为避免剪伤皮肤，可一手将皮肤撑平，另一手持剪刀平贴于皮肤，逆着被毛的朝向剪毛。剪下的毛应及时放入盛水的换药碗中浸湿，以免到处飞扬。

二、切口和止血

根据实验的要求选定切口部位，并在必要时进行标记，切口的方向最好与血管或器官的走向保持平行，以减少手术创伤。切口的大小既要便于进行深部手术操作，又不可过大。例如，在颈部手术中，可以在甲状软骨与胸骨上缘之间，沿颈部正中线做一切口，切口长度根据动物种类和体型大小而定，一般犬为 10cm，家兔为 3～5cm，大鼠或豚鼠为 2.5～4cm。

常用的皮肤切开方法有剪口法和切口法：①剪口法是通过血管钳分别提起待剪处两侧的皮肤，用剪刀垂直剪开一个小口，然后用血管钳紧贴皮肤内侧上部进行钝性分离，最后再用剪刀沿着垂直切口的方向，向上、向下分别进行剪切，直至达到所需长度。②切口法是通过拇指和示指向两侧压皮肤，使要行切口部位的皮肤绷紧，然后用适宜的力度顺着切口的方向，用手术刀一次性切开皮肤、皮下组织，直至浅筋膜。

在手术过程中，应注意及时止血，以确保手术顺利进行。常用的止血方法有压迫止血、结扎止血、填塞止血、电凝止血、药物止血、修补止血等。微血管渗血可用纱布压迫止血；较大血管出血时，先用纱布压迫止血，然后用血管钳快速地夹住出血点进行结扎止血。需要注意的是，纱布只能用来吸血和压迫止血，切不可用来擦拭组织，以免损伤组织并擦掉刚形成的血凝块，导致出血更多。

三、气管分离和插管

动物取仰卧位，实验者用手指先找到甲状软骨，然后在其下方从正中切开皮肤 4～6cm。接着，用血管钳钝性分离气管两侧及其与食管之间的结缔组织，即可看到气管。游离气管后，在其下方穿一条粗丝线备用。

在甲状软骨下 1～2cm 处，选一气管软骨做横向切口，长度约为气管周长的 1/3。再向头端做一个小的纵向“⊥”形切口。在操作过程中应防止血液流入气管内。接着，将“Y”形气管插管的斜口面朝下向肺脏方向插入气管内，然后转动插管使其斜口面朝上。最后，用丝线固定气管与气管插管，并将线尾缚结固定于套管的分叉处，以防插管脱出。

四、颈部神经分离

在手术过程中，为了确保实验数据的可靠性，应尽量减少对神经和血管的损伤。分离神经与血管时，应遵循“先辨认后分离、先神经后血管、先细后粗”的原则。

下面以家兔为例介绍。在颈总动脉旁有一束神经与动脉伴行，这束神经包含迷走神经、交感神经和减压神经（图 2-5-1）。先钝性分离颈动脉鞘，然后仔细辨认这 3 条神经。它们均与动脉平行，其中迷走神经最粗，交感神经次之，减压神经细如毛发且常与交感神经紧贴在一起。使用玻璃分针将所需的神经仔细分离出 1～2cm，并穿线备用。

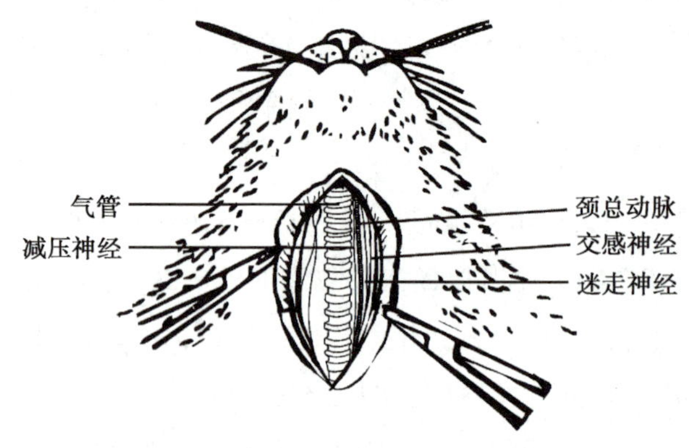

图 2-5-1　家兔颈部结构示意图

需要注意的是，神经是易损伤的组织，在分离过程中要细心且轻柔地操作，以免损伤其结构与功能。切不可用有齿镊进行剥离操作，也不可用血管钳或镊子夹持神经。在分离细小的神经或血管时，要用眼科镊子或玻璃分针小心操作，并特别注意保持局部的自然解剖位置，避免将结构关系混乱。在分离较大的神经和血管时，应先用蚊式血管钳将其周围的结缔组织稍加分离，然后用大小适宜的血管钳沿分离处插入，并顺着神经或血管的走向逐步扩大分离范围直至将其完全分离出来。分离完毕后，在神经下方穿一浸透生理盐水的丝线以备刺激时提起或结扎之用。然后盖一块生理盐水纱布以防组织干燥或在创口内滴加适量温热液状石蜡，使神经浸泡其中以保持其湿润状态。

五、颈外静脉、右心导管及肺动脉压测定插管术

1. 颈外静脉分离　家兔的颈外静脉管径较粗，颜色较深，位于颈部皮下较浅表的位置。切开颈部皮肤后，用左手拇指和示指提起切开的一侧皮肤，其余手指从皮肤的外侧向上顶起，使皮肤外翻，即可看到暗紫红色的静脉。由于静脉壁较薄，分离时应尽量用血管钳进行轻巧的钝性分离，避免用力牵拉或者用剪刀，分离长度约 2cm 即可，然后穿两条细丝线备用。

2. 颈外静脉插管　常用的静脉导管为软硬适中且无毒的塑料软管，长约 10cm，与三通开关相连接。导管内应预先充满 0.2% 肝素生理盐水，并将三通开关置于 45° 的关闭状态。使用动脉夹夹闭静脉游离段的近心端，待血管充盈后结扎静脉的远心端。在离远心端结扎处约 0.5cm 的近心端静脉壁上，用眼科剪以 45° 剪一“V”形小口。用弯眼科镊挑起血管切口，将静脉导管向近心端插入 1～2cm。之后，用细丝线结扎静脉和静脉导管，并将其固定在导管上，最后放开动脉夹。

注意事项：①静脉剪口不宜过大，一般约为静脉管径的 1/3 或者 1/2，以免血管在插管过程中断裂；②导管顶部应光滑，避免过尖，避免插管时刺破血管壁，导致大出血；③插管时用力要轻柔，避免盲目用力，以免撕裂血管导致出血；④对于血管分支，可采用两端结扎中间剪断的方法处理。

3. 右心导管插管　右心导管长约 20cm，通过三通开关连接压力换能器，导管内预先充满 0.2% 肝素生理盐水。静脉导管向近心端插入 1～2cm 后，去掉动脉夹，用细丝线将静脉和静脉导管结扎在一起，打一活结（该活结既要使血管切口处无渗血，又要允许心导管可以继续顺利插入）。打开三通开关，使之与压力换能器相通。将导管插至上腔静脉近右心房入口处，家兔一般插入约 5cm，此时可

以检测中心静脉压[3.6～9mmHg(1mmHg=0.133kPa)]。

导管插入静脉后，根据生物信号采集与处理系统上记录的波形，缓慢向近心端推送导管。在锁骨位置会遇到较大阻力，此时可将导管稍向后退并缓慢旋转推进，切勿硬推。家兔在插入5～6cm(大鼠2～3cm)接近右心房入口处时，会遇到第二个阻力，此时轻轻旋转并向前推进，出现“脱空”感时，表明导管已进入右心房，此时生物信号采集与处理系统将显示右心房压力波形图。接近右心室入口处时，会遇到第三个阻力，调整导管尖端方向，边转边进，在三尖瓣开放时，将导管推入右心室，此时生物信号采集与处理系统将显示右心室压力波形图。

4. 肺动脉导管插管　导管进入心室后，可稍作停顿，借助血流方向将导管导向右心室流出道，轻推导管便可进入肺动脉。此时，生物信号采集与处理系统将显示肺动脉压力波形图。

六、颈总动脉和左心室导管插管术

1. 颈总动脉分离　颈总动脉位于气管两侧，需要分离覆盖于气管上的胸骨舌骨肌和侧面斜行的胸锁乳突肌，深处可见颈动脉鞘。细心分离鞘膜后，即可见到粉红色、较粗大且搏动的颈总动脉。用血管钳小心地钝性分离出一段颈总动脉，并在其下穿两条细丝线。尽可能将动脉分离长一些，一般犬为4～5cm，家兔为3～4cm，大鼠为2～3cm。

2. 颈总动脉插管　常用于测量血压或放血。导管的准备同颈外静脉导管。结扎动脉远心端，用动脉夹夹住近心端，确保两端的距离尽可能长。用眼科剪在靠远心端结扎线处的动脉上，以45°剪一个小口，约为管径的1/3或1/2，向心方向插入动脉导管。用备好的线将导管与血管打结固定，其松紧以放开动脉夹后不致出血为度。小心慢慢放开动脉夹，如有出血，再将线扎紧些，但避免过紧影响导管拉动。再将导管送入2～4cm后，结扎得更紧一些以防导管脱出。将固定线围绕导管打结进行二次固定，避免实验中导管因外力而脱出。随后即可进行动脉血压的观察和记录。注意动脉导管勿使管尖与动脉壁成折角状，以防戳破动脉壁。

3. 左心室导管插管　导管插入动脉后，边松开动脉夹边结扎血管和插管(既要确保血管切口处无渗血，同时允许心导管继续顺利插入)。根据生物信号采集与处理系统上记录的波形，缓慢向近心端推送导管。当导管到达主动脉入口处时，可能感觉到很大阻力并明显感觉到脉搏搏动，此时切勿强行推入。可将导管略微提起，在主动脉瓣膜开放时，顺势将导管送入心室(力量可稍大)。当出现明显的“脱空”感时，表明导管已进入左心室。此时，生物信号采集与处理系统将显示左心室压力波形图。

第六节　生物化学实验的基本操作技术

一、玻璃仪器的清洗

在生化实验中，玻璃仪器的清洁程度对实验结果的准确性具有直接影响。因此，清洗玻璃仪器不仅是生化实验前后的常规工作，也是一项重要的技术任务。清洗玻璃仪器的方法很多，应根据实验要求、污物的性质和污染程度选用合适的清洗方法。

（一）新购玻璃仪器的清洗

新购置的玻璃仪器，其表面附有碱质和灰尘。首先可先用洗衣粉水进行初步刷洗，再用流水冲洗干净。接着，将仪器放入1%～2%盐酸中浸泡过夜。次日取出，先用自来水冲洗，最后用蒸馏水冲洗3遍，干燥备用。

（二）使用过的玻璃仪器的清洗

1. 一般玻璃仪器 如烧杯、三角烧瓶、量筒等，先用洗衣粉水刷洗，再用自来水冲洗干净，最后用蒸馏水冲洗3遍，干燥备用。

2. 比色杯 使用后立即用自来水反复冲洗。若难以洗净，可尝试用盐酸或适当的溶剂进行冲洗，然后再用自来水冲洗干净，最后用蒸馏水冲洗3遍，干燥备用。切不可用刷子或粗糙的布（纸）擦拭比色杯，也不可用碱液或强氧化剂进行清洗。

上述玻璃仪器洗净后，应以倒置后器壁不挂水珠为干净的标准。

二、微量加样器的种类及使用

微量加样器，又称移液器，是一种用于精确测量和分配小体积液体实验仪器。凭借其高精准度、操作简便以及广泛的液体适用性，微量加样器在科学研究和生产实践中发挥着重要的作用。

（一）分类

根据通道数，微量加样器可分为单通道和多通道。多通道微量加样器主要用于酶标板等批量试剂的添加，满足阵列式转移的需求。根据最大量取容积，移液器规格常见的有10μL、20μL、100μL、200μL和1 000μL等，规格的选择取决于实验的具体需求和操作的便利性。

（二）构造

微量加样器主要由枪头、体积显示窗口、吸头脱卸按钮、体积调节旋钮和控制按钮等关键部分组成（图2-6-1）。其中，枪头负责吸取和注入液体，而连接杆连接枪头和弹簧。

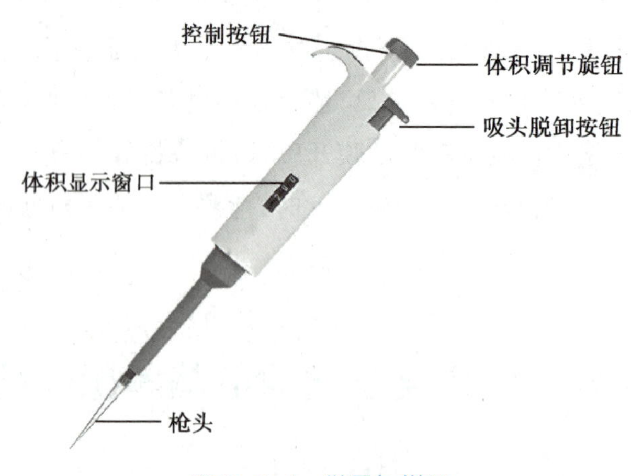

图2-6-1 微量加样器

（三）使用方法

1. 调节量程 若需从大体积调至小体积，顺时针转动体积调节旋钮至所需量程刻度；若需从小体积调至大体积，则需要逆时针转动旋钮至超过所需量程刻度，再顺时针调至精确量程刻度，以确保量取液体的准确性。操作过程中，应避免旋钮转动超过微量加样器的最大量程，以免内部结构受损，导致微量加样器卡顿或损坏。

2. 装载枪头 对于单通道微量加样器，需将枪头对准管口，垂直轻轻下压以固定；而多通道微量加样器装载枪头需要对准单排枪头管口，通过前后轻轻摇动实现拧紧固定。

3. 转移液体 在转移液体前，须确保液体与微量加样器处于同一温度。操作时，用拇指按下控制按钮至第一档，将枪头插入液面下方，松开拇指以抽取液体。随后，将吸有液体的微量加样器移至承载容器的上方，再次按控制按钮至第一档以排出液体，稍作停留后按至第二档，以彻底吹出残余液体。

4. 更换枪头 转移液体完毕后，将微量加样器移至锐器盒上方，按下吸头脱卸按钮以丢弃旧枪头。若要继续转移液体，则需要重新装载新枪头。

（四）日常保养

使用完毕后，应将微量加样器调回至最大量程，并垂直悬挂于专用移液器架上，并在室温下保存。装载枪头时，应避免在吸头盒上敲击，避免内部构造松散。此外，微量加样器应定期使用次氯酸钠或乙醇进行消毒处理，之后再用双蒸水清洗并晾干。为确保测量准确性，微量加样器应定期校准。

三、血液标本的采集及抗凝管的制备

（一）血液标本的采集

1. 采血时间 由于饮食、活动、情绪波动等生理反应可能影响血液成分并导致结果判断不准确，生化实验采血通常选择在早饭前空腹进行，必要时也可在进食4小时后采血。

2. 采血法

（1）毛细血管采血：先用75%乙醇棉球对采血部位（多在耳垂与手指）进行消毒并晾干，然后用刺血器穿刺采血部位，待血液自动流出后，用75%乙醇棉球将流出的第一滴血拭去，再将后续流出的血液收集在消毒过的小瓶中。若需要收集全血或血浆，小试管中应加抗凝剂，并使血液与抗凝剂充分混匀；若需要收集血清标本，则不加抗凝剂。采血过程中，应避免对采血部位过度挤压，以免影响血液成分。

（2）静脉采血：用消毒好的一次性注射器取血，血液取出后立即将针头拔下，缓慢注入含有适量抗凝剂的试管内，并轻柔摇匀。如果需要血清标本则将血液注入干燥的离心管中，待其凝固后进行离心。

（3）兔耳采血：选取1只家兔，先除去耳缘静脉取血处的被毛，用75%乙醇棉球涂擦以扩张血管，待晾干后用手术刀片或注射器针头进行静脉切口或穿刺，使血液流入抗凝管内。采血过程中注意随时摇动抗凝管，确保血液与抗凝剂充分混合。

（二）血液标本的抗凝

在进行全血或血浆化学成分检查时，容量管内必须加抗凝剂以防血液凝固。最常用的抗凝剂为草酸钾或草酸钠。这些抗凝剂与血液混合后，可迅速与血中钙离子结合成草酸钙，从而防止血液凝固。但这种抗凝剂不适于血中钾、钠、钙及还原性物质的测定。通常，每毫升血液需要1～2mg的草酸钾作为抗凝剂。为此，可配制10%的草酸钾溶液，如每管加入0.1mL，可使5～10mL的血液不凝。

对于微量检验用血较少的情况，可配制 2% 草酸钾液，每管加 0.1mL 可使 1～2mL 血液不凝。抗凝剂的加入量必须适量，过少则抗凝不足，过多则影响某些测定结果。

血液标本取得后应立即进行分析。若延搁超过半小时，则应放入冰箱（4～6℃）保存。若使用血清或血浆，则需要将血细胞与血浆或血清分开，再将血浆或血清存于冰箱中保存，备用。

第七节　常用实验试剂的配制

一、常用生理盐溶液的成分及配制

生理盐溶液为实验的标本提供必需的生理环境，如电解质、营养物质和氧气，同时还维持了生物标本所需的渗透压和稳定的 pH 缓冲系统。若生理盐溶液的配制或选择不当，标本将无法存活，即便存活，其反应性也可能变差，从而影响实验结果的准确性。实际工作表明，生理盐溶液的选择与配制是影响实验成功与否的最重要因素之一。

在机能实验中，常用的生理盐溶液有多种，其成分和用途各异。配制生理盐溶液时，通常先将各成分分别配成一定浓度的基础溶液，然后依据表 2-7-1 给出的分量进行混合。

表 2-7-1　常用生理盐溶液的成分和配制

成分及用途	生理盐溶液				
	生理盐水（1 000mL）	任氏液（1 000mL）	任洛液（1 000mL）	台氏液（1 000mL）	克氏液（1 000mL）
NaCl/g	9.00	6.50	9.00	8.00	6.90
KCl/g		0.14	0.42	0.20	0.35
$MgSO_4 \cdot 7H_2O$/g				0.26	0.29
$NaH_2PO_4 \cdot 2H_2O$/g		0.006 5		0.065	
KH_2PO_4/g					0.16
$NaHCO_3$/g		0.20	0.50	1.00	2.10
$CaCl_2$/g		0.12	0.24	0.20	0.28
葡萄糖 /g		2.00	1.00	1.00	2.00
通气		空气	O_2	O_2 或空气	O_2+5%CO_2
用途	哺乳类小量静脉注射	用于蛙类器官	用于哺乳类心脏等	用于哺乳类肠肌等	用于哺乳类级鸟类的各种组织

配制方法：将氯化钙单独配制成 10 倍高浓度溶液，再将其他药物一并配成 10 倍高浓度溶液，两种高浓度溶液存放备用。使用时，首先将后者的高浓度溶液稀释，再缓慢加入相应的氯化钙高浓度溶液，最后加入蒸馏水至所需量。这种方法既便于准备工作，又能避免产生钙盐沉淀。此外，加入葡萄糖的溶液不能久置易分解，因此葡萄糖应在使用前加放。配制好的生理盐溶液需要测定并校正其 pH，任氏液应校正至 pH 7.2，克氏液和台氏液应校正为 pH 7.3～7.4。

二、实验试剂配制

（一）生化单位的国际标准化

国际单位制中规定量的名称“物质的量”，单位名称“摩［尔］”（mole），单位符号“mol”。关于浓度，在国际上早有建议使用物质的量浓度单位，而不用摩尔分数单位，即主张统一用“摩尔/升（mol/L）”，包括“毫摩/升（mmol/L）”“微摩/升（μmol/L）”“纳摩/升（nmol/L）”等，只有相对分子质量未知的物质可暂用摩尔分数。

（二）溶液浓度和溶液配制的计算

1. 溶液浓度的表示方法　单位容积的溶液中所含溶质的量即为浓度。人体机能学实验中常用的浓度表示方法有摩尔分数、比例浓度和物质的量浓度3种。

（1）摩尔分数：是指每100mL溶液中所含溶质的克数或毫升数，用符号“%（g/100mL）”或“%（mL/mL）”表示。如0.9% NaCl溶液，即指100mL溶液中含NaCl 0.9g；如95%乙醇，指100mL溶液中含无水乙醇95mL。摩尔分数=（某溶质的量/溶液的量）×100%。

（2）比例浓度：是指1g（或1mL）的溶质，配制成X mL溶液用1∶X比例式表示。如1∶10 000肾上腺素溶液，即指1g肾上腺素配制成10 000mL溶液。

（3）物质的量浓度：是指1L溶液中所含溶质的物质的量，用“mol/L”表示。如1mol/L KCl溶液，即表示在1L溶液中含有1mol KCl，而KCl的相对分子量为74.55，也就是含有74.55g KCl。

2. 溶液配制时的换算　溶液的配制，无论用哪种方法，都应遵循一条原则，即“配制前后溶质的量不变”。具体方法如下。

（1）用纯药配制溶液时，计算所需要的药量：所需药量=所需溶液量×所需浓度。

（2）用浓溶液配制稀释溶液时，计算所需的浓溶液量：所需浓溶液量=（稀溶液浓度/浓溶液浓度）×稀溶液量。

第三章

动物基础实验

实验一　蛙类坐骨神经-腓肠肌标本的制备

【实验目的】

1. 掌握蛙类坐骨神经-腓肠肌标本的制备方法。

2. 理解刺激、可兴奋组织、兴奋、兴奋性和阈值的概念。

【实验原理】

在生理学领域，将能够引起生物体产生反应的内外环境变化称为刺激。刺激的形式有很多，主要包括化学、机械、温度、声音、光、电等。其中，电刺激仪器操作简单，输出的电刺激参数易于调控，且在安全电压条件下不会损伤组织。牛蛙等两栖类动物的部分基本生命活动和生理功能与恒温动物接近，但其离体组织所需的维持条件较简单，易于掌控。坐骨神经和腓肠肌均属于可兴奋组织，当牛蛙的离体标本浸润在任氏液时，其兴奋性可在几小时内保持不变。若给予坐骨神经适宜的刺激，可使神经和肌肉产生兴奋，此时肉眼可以观察到肌肉的收缩和舒张现象。因此，可利用这一标本观察神经和肌肉的兴奋、兴奋性，以及不同刺激强度和刺激频率对肌肉收缩的影响。

【实验对象】

牛蛙。

【实验材料】

1. 实验器材　蛙类手术器械（粗剪刀、组织剪、眼科剪、组织镊、敷料镊、眼科镊、毁髓针、玻璃分针、蛙钉、蛙板、换药碗）、滴管、培养皿、丝线、锌铜弓等。

2. 实验试剂　任氏液。

【方法与步骤】

1. 破坏脑和脊髓　选取1只牛蛙，用自来水冲洗干净。将牛蛙置于左手手掌中，用拇指按压其背部，示指按压其头部前端，使头部向前俯屈。同时，用左中指和环指夹住牛蛙前肢，小拇指抵住其骶部，使后肢悬空。右手持毁髓针，由牛蛙头部前端沿正中线向尾端触划，当触划到凹陷处，即枕骨大孔所在部位时（图3-1-1），将毁髓针由此处垂直刺入枕骨大孔。然后，将毁髓针尖端折向前刺入牛蛙颅腔并左右搅动，以充分捣毁脑组织。接着，将毁髓针退回至进针处，再将毁髓针尖端折向后刺入脊椎管，捻动毁髓针，捣毁脊髓。脑与脊髓完全破坏的标志是：牛蛙下颌呼吸运动消失，无自发运动，四肢松软。

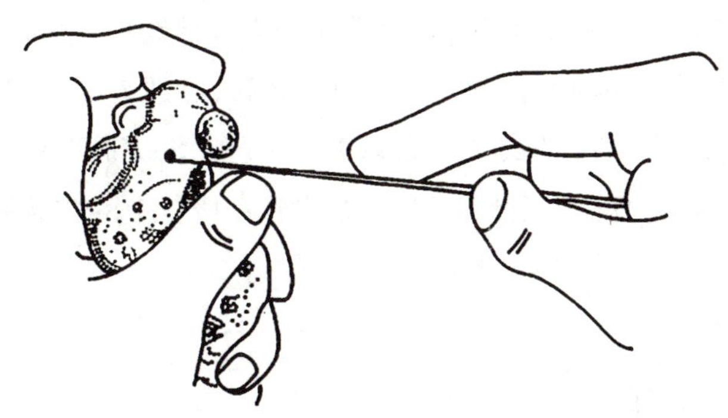

图 3-1-1　确定枕骨大孔的部位

2. 剪去躯干上部和内脏　左手握住牛蛙后肢，大拇指用力按压其骶部，此时牛蛙的头部和内脏会全部下垂。右手持粗剪刀，在牛蛙骶髂关节水平以上 1～1.5cm 位置，横向剪断其脊柱，再沿脊柱两侧剪开腹壁（图 3-1-2A）。随后，将牛蛙头部、内脏及前肢一并剪去，仅留下后肢、骶骨、部分脊柱及紧贴于脊柱两侧的坐骨神经（图 3-1-2B）。

3. 剥皮并分离双腿　左手用组织镊轻轻夹住牛蛙脊柱的断端（务必注意避免压迫神经），右手则捏住断端皮肤的边缘，向下牵拉，剥去全部后肢的皮肤（图 3-1-2C）。接着，用任氏液仔细冲洗牛蛙下肢标本。然后，沿牛蛙正中线用粗剪刀剪开脊柱及耻骨联合的中央部分，剪开两侧下肢，并完全分离。最后，将两侧下肢标本置于盛有任氏液的培养皿内备用。

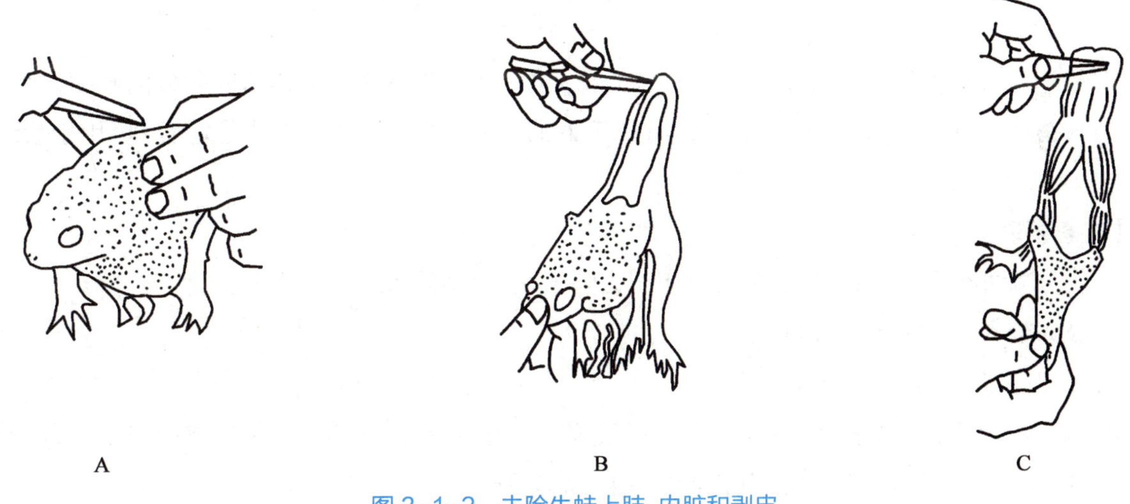

图 3-1-2　去除牛蛙上肢、内脏和剥皮

4. 清洗　洗净双手及后续过程要使用的所有器械。

5. 制备坐骨神经－腓肠肌标本

（1）游离坐骨神经：取一侧下肢标本，腹面朝上放置于蛙板上。用玻璃分针沿标本的脊柱旁游离坐骨神经。随后，将标本翻面，背面朝上放置，并剪去梨状肌及其周围的结缔组织。在股二头肌与半膜肌之间的缝隙处（即坐骨神经沟），找到坐骨神经的大腿段。用玻璃分针仔细剥离，边剥离边剪断坐骨神经的所有分支，直至将神经游离到腘窝。在此过程中，务必注意避免用金属器械触碰神经或过度牵拉神经，并要不断滴加任氏液，使标本保持湿润。

（2）完成坐骨神经–腓肠肌标本制备：将游离干净的坐骨神经轻轻搭在腓肠肌上。接着，在膝关节周围剪去全部大腿肌肉，并用粗剪刀将股骨刮干净。然后，在股骨中段剪断股骨（或至少保留 1cm 的股骨）。在跟腱处穿线并结扎，随后在结扎处远端剪断跟腱。游离腓肠肌至膝关节处，轻提结扎线，将膝关节下方小腿的其余部分剪除。至此，一个具有附着在股骨上的腓肠肌并带有支配其收缩的坐骨神经标本便制备完成（图 3–1–3）。将标本置于任氏液中。

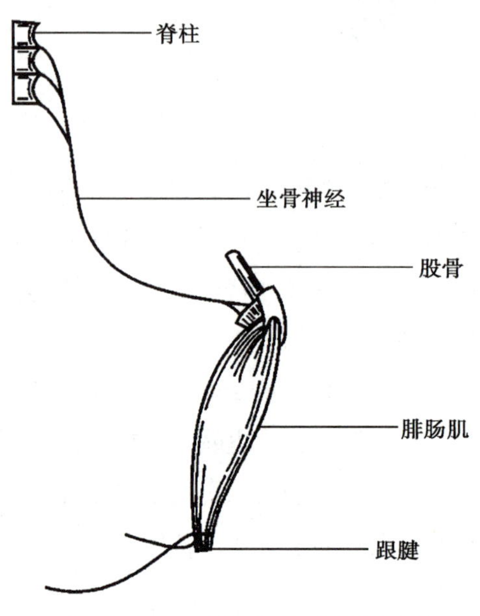

图 3–1–3　坐骨神经–腓肠肌标本

6. 检查标本兴奋性　用锌铜弓轻轻触碰坐骨神经，如果腓肠肌发生迅速而明显的收缩，则表明标本的兴奋性良好。此时，将标本置于盛有任氏液的培养皿中，待其兴奋性稳定后，再用于后续的实验。

【注意事项】

1. 在分离过程中，将神经周围的结缔组织去除干净，并剪除神经的细小分支。
2. 破坏脑和脊髓时要确保彻底。
3. 保留一段股骨以备固定标本之用。
4. 注意避免用金属器械碰触神经，只能用玻璃分针进行分离。同时，不要对神经过度牵拉，并在制作标本的过程中不断用滴管滴加任氏液以保持标本湿润。
5. 在分离肌肉时，注意按层次进行，以确保标本的完整性。

【分析与思考】

1. 使用坐骨神经–腓肠肌标本可完成哪些方面的实验？
2. 如果单纯制作坐骨神经干标本，其操作步骤与本实验操作有哪些不同？
3. 为什么要用任氏液浸润标本？
4. 锌铜弓为什么能检测神经肌肉的兴奋性？

实验二　不同刺激强度、刺激频率对骨骼肌收缩的影响

【实验目的】

1. 观察刺激强度与骨骼肌收缩反应的关系。

2. 掌握阈刺激、阈下刺激、阈上刺激、最适刺激等概念。

3. 观察刺激频率对骨骼肌收缩形式的影响，并记录不同形式的收缩曲线。

【实验原理】

如果保持刺激时间不变，能够刚好引起神经干中兴奋性较高的神经纤维产生兴奋，进而使这些神经纤维所支配的肌纤维发生收缩，此时的刺激强度被定义为这些神经纤维的阈强度。与之对应的刺激称为阈刺激。随着刺激强度的不断增加，使更多神经纤维兴奋，肌肉的收缩反应也随之增大。当肌肉中所有纤维均兴奋时，肌纤维出现最大收缩。此后，即使在此基础上进一步增加刺激强度，肌纤维的收缩也不会继续加大。而能够引发整束神经干或全部肌纤维兴奋的最小刺激强度，则被称为最适刺激。

当使用不同频率的最适刺激强度刺激神经时，若刺激频率很低，每次刺激的间隔时间长于肌肉一次收缩和舒张的时间，肌肉将表现为单收缩形式。随着刺激频率的增加，刺激间隔逐渐缩短，肌肉的收缩反应发生融合，先表现为不完全强直收缩，再进一步增加刺激频率，则表现为完全强直收缩。

【实验对象】

牛蛙。

【实验材料】

1. 实验器材　蛙类手术器械、培养皿、铁架台、肌动器、张力换能器、锌铜弓、滴管、丝线、生物信号采集与处理系统等。

2. 实验试剂　任氏液。

【方法与步骤】

1. 制备坐骨神经-腓肠肌标本　方法同本章“实验一　蛙类坐骨神经-腓肠肌标本的制备”。

2. 连接实验装置

（1）启动计算机，进入生物信号采集与处理系统的操作界面。

（2）将张力换能器固定在铁架台上，确保肌动器与张力换能器平行。

（3）将标本的股骨插入肌动器的固定孔中并拧紧螺丝。坐骨神经搭在肌动器的刺激电极上，刺激电极与计算机刺激输出相连。腓肠肌的跟腱通过结扎线固定在换能器上，此线不宜太紧或太松，且应与张力换能器垂直（图3-2-1）。保证神经与刺激电极接触良好。

3. 刺激强度与肌肉收缩幅度之间的关系

（1）打开计算机，启动生物信号采集与处理系统，进入“实验项目”，选择“神经肌肉实验”中的“刺激强度对骨骼肌收缩的影响”实验模块。

（2）使用单脉冲刺激方式，从0mV开始逐渐增大刺激强度。首先找到刚好能引起肌肉收缩的最小强度，即阈强度，对应的刺激即为阈刺激。

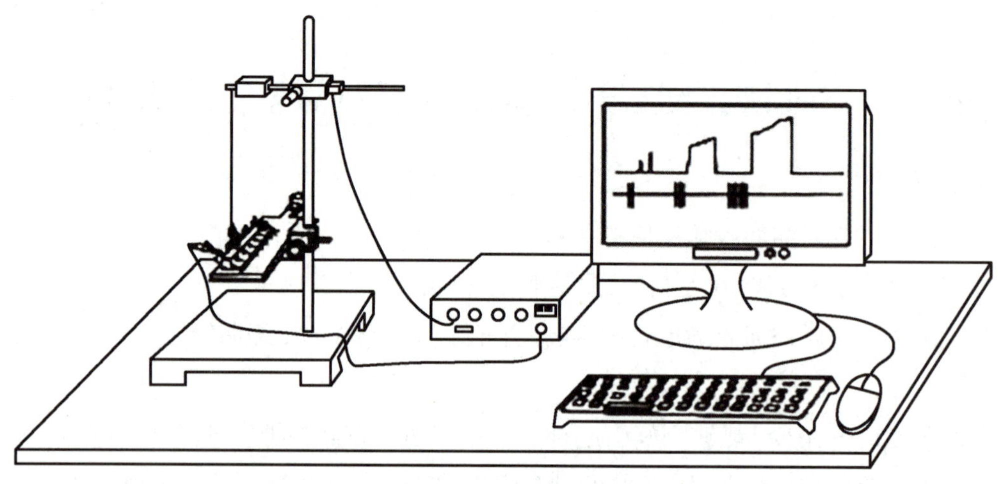

图 3-2-1　坐骨神经－腓肠肌标本记录收缩曲线装置连接示意图

（3）继续逐渐增大刺激强度，观察并记录收缩曲线的变化。当刺激强度持续增大至连续出现 3～4 个肌肉收缩曲线的幅度不再随刺激强度的增大而增大时，读出刚好能引起肌肉出现最大收缩的最小刺激强度，即最适刺激强度。

4. 刺激频率与肌肉收缩之间的关系

（1）进入“实验项目”，选择“刺激频率对骨骼肌收缩的影响”实验模块。

（2）使用最适刺激强度或稍高的刺激强度，以单刺激方式作用于坐骨神经，记录肌肉的单收缩曲线。

（3）将刺激方式设置为“连续单刺激”，其余参数保持不变，改变刺激频率，用不同频率的连续刺激作用于坐骨神经，记录单收缩、不完全强直收缩和完全强直收缩的曲线（图 3-2-2）。

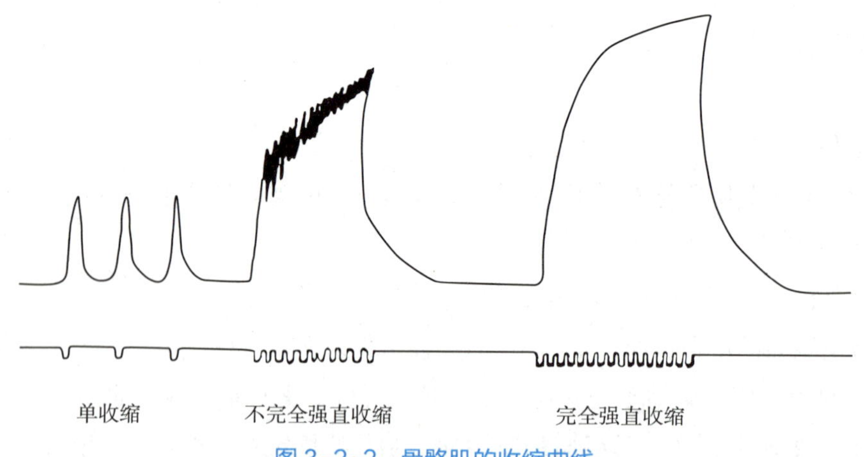

图 3-2-2　骨骼肌的收缩曲线

【注意事项】

1. 在制作标本及实验过程中，注意需要不断用滴管滴加任氏液保持标本的湿润状态。

2. 每次刺激的持续时间不宜过长，如需再次刺激时，应让肌肉休息 1 分钟后再进行实验。

3. 如果肌肉在未受到刺激时出现挛缩现象，可能是仪器漏电或其他刺激等原因引起的，应排除干扰因素。

4. 在操作过程中，应避免强力牵拉或金属器械触碰神经。

5. 在实验过程中，应保持标本与张力换能器之间连线的张力恒定。

【分析与思考】

1. 为什么肌肉强直收缩时曲线可以融合？肌肉动作电位能否融合？

2. 对于同一块肌肉而言，其单收缩、不完全强直收缩和强直收缩曲线有何不同？为什么？

3. 在本实验中，肌肉收缩的潜伏期内神经肌肉标本发生了哪些变化？

实验三　神经干动作电位及其传导速度的测定

【实验目的】

学会神经干动作电位的引导方法及传导速度的测定方法。

【实验原理】

神经干动作电位是神经兴奋的客观标志。当对具有兴奋性的神经干施加一定强度的刺激时，会产生动作电位，使膜电位从静息状态变为去极化状态。若将两个引导电极置于正常完整的神经干表面，神经干一端兴奋后，兴奋波会先后通过两个引导电极，记录到两个方向相反的电位偏转波形，即双相动作电位。若两个引导电极之间的神经组织受损，兴奋波仅能通过第一个引导电极而无法传导至第二个，则只能记录一个方向的电位偏转波形，即单相动作电位。

神经干由众多神经纤维组成，其动作电位是由许多神经纤维动作电位叠加而成的综合性电位变化。此外，由于是在细胞外记录，这与细胞内记录不同，神经干动作电位幅度在一定范围内可随刺激强度的变化而变化。神经干受刺激产生动作电位后，该动作电位必然沿神经干传导。因此，测定神经冲动在神经干上传导的距离（s）与通过这些距离所需的时间（t），即可根据公式 $v=s/t$，计算神经冲动的传导速度。

【实验对象】

牛蛙。

【实验材料】

1. **实验器材**　蛙类手术器械、标本屏蔽盒、带电极的接线若干、生物信号采集与处理系统等。

2. **实验试剂**　任氏液。

【方法与步骤】

1. **制备牛蛙坐骨神经干标本**　制作方法与制备坐骨神经-腓肠肌标本基本相同（详见本章“实验一　蛙类坐骨神经-腓肠肌标本的制备”）。除分离出坐骨神经以外，还需要分离出一段腓神经，以尽量延长神经干的长度。分离过程中，应避免牵拉神经，剪去神经分支及周围的结缔组织膜，用丝线结扎神经干两端，将神经标本放入盛有任氏液的培养皿中备用。

2. **连接实验装置**

（1）连接神经标本盒与生物信号采集与处理系统的连线。

（2）在标本屏蔽盒内衬以浸湿任氏液的滤纸，增加盒内空气湿度，防止神经干燥。

（3）将神经干标本放置在刺激电极、接地电极和引导电极（R_1、R_2、R_3）上（图 3-3-1）。

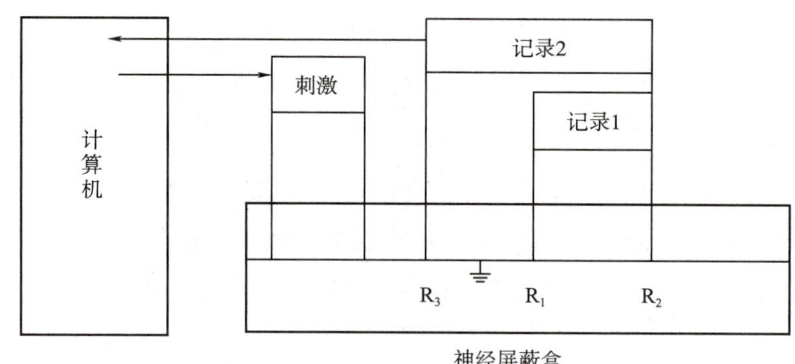

图 3-3-1　引导神经干动作电位实验装置示意图

（4）启动生物信号采集与处理系统，点击菜单“实验项目”，选择“神经干动作电位”。启动单刺激，并逐步改变刺激幅度。

3. 观察不同刺激强度对神经干动作电位的影响　逐渐增大刺激强度，找出刚能引起微小神经干动作电位的刺激强度（阈强度）。继续增加刺激强度，神经干动作电位也相应增大，直至达到最大值（不再随刺激强度而增大），此时的刺激强度即为最适刺激强度（图 3-3-2）。

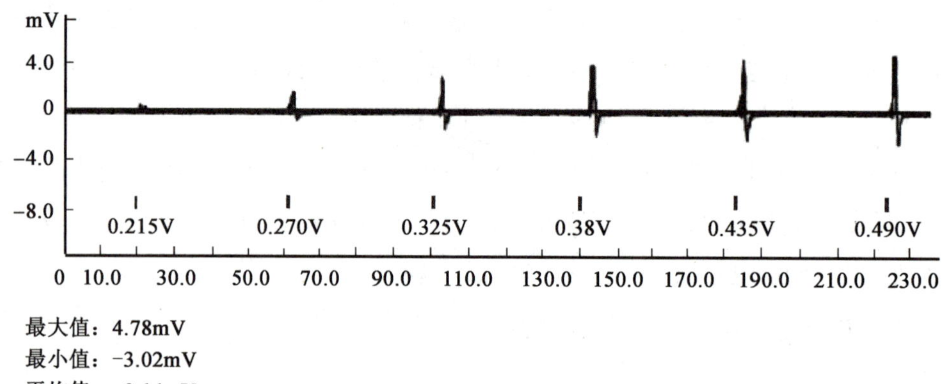

图 3-3-2　神经干动作电位

4. 测定双相动作电位参数　仔细观察双相动作电位波形，读出最适刺激时，双相动作电位上下相的幅度和整个动作电位持续时间。打印双相动作电位波形，并测量其最大幅值及持续时间。

5. 神经干换向对波形影响　倒换神经干标本放置方向，观察双相动作电位波形有何变化。

6. 测定动作电位传导速度

（1）对神经干施加最大刺激强度的刺激，在通道 1 的采样窗中可观察到先后形成的两个双相动作电位波形。

（2）测量标本屏蔽盒中两对引导电极之间的距离 s，并根据公式计算神经冲动的传导速度（图 3-3-3）。

7. 观察和测定单相动作电位波形　在损伤神经标本之前，可先进行“神经干动作电位不应期的测定”实验。

（1）用镊子夹伤或用药物阻断两个记录电极之间的神经，观察动作电位图形变化。

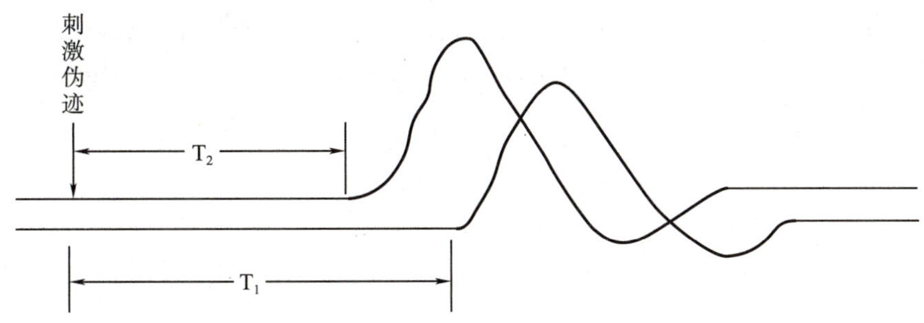

图 3-3-3　神经干动作电位传导速度的测定

T_1 与 T_2 为刺激间隔。

（2）读取最适刺激时单相动作电位的振幅值和整个动作电位的持续时间。

（3）比较单相动作电位的上升时间和下降时间的长短，并分析与双相动作电位波形的关系。打印单相动作电位波形，并测量其最大幅值及持续时间。

8. 实验结果记录　找出阈刺激和最适刺激的数值。打印双相与单相动作电位波形，并测量其最大幅值及持续时间。

9. 计算神经冲动的传导速度　公式为 $v=s/(t_2-t_1)(m/s)$。

【注意事项】

1. 迅速分离神经干并置于任氏液中，避免机械损伤或干燥。
2. 从阈强度逐步增加刺激强度，避免过强刺激。
3. 减少外界电磁干扰。

【分析与思考】

1. 什么叫刺激伪迹？应怎样鉴别？刺激伪迹是如何发生的？
2. 神经干动作电位的幅度在一定范围内随着刺激强度的变化而变化，这是否与单一神经纤维动作电位的“全或无”性质相矛盾？
3. 倒置神经干后，动作电位有何变化？为什么？
4. 双相动作电位的上、下两相的幅值为何不等？
5. 如果单用一对引导电极能否测出神经干动作电位的传导速度？为什么？

实验四　神经干兴奋不应期的测定

【实验目的】

1. 了解神经干兴奋性的规律性变化特点。
2. 掌握动作电位不应期的概念和意义。

【实验原理】

神经组织和其他可兴奋组织一样，在接受一次刺激产生兴奋后，其兴奋性会发生一系列规律性的变化，依次经过绝对不应期、相对不应期、超常期和低常期，最终恢复到正常的兴奋水平。为了测定神经在一次兴奋后兴奋性的变化规律，可采用双脉冲刺激。首先给予一个中等强度的阈上刺激使神经兴奋，然后在不同时间间隔后给予第二个刺激。通过观察第二个刺激是否能引发动作电位以及动作电位幅度的变化，分析神经兴奋性的变化规律，并测定出神经干兴奋的不应期。

【实验对象】

牛蛙。

【实验材料】

1. **实验器材** 蛙类手术器械、标本屏蔽盒、带电极的接线若干、生物信号采集与处理系统等。

2. **实验试剂** 任氏液。

【方法与步骤】

1. 制备牛蛙坐骨神经干标本（方法同本章“实验三 神经干动作电位及其传导速度的测定”）。

2. 连接实验装置（方法同本章“实验三 神经干动作电位及其传导速度的测定”）。点击生物信号采集与处理系统菜单“实验项目”，选择“神经干动作电位不应期的测定”。

3. 给予神经干最适刺激强度，并逐步调整刺激间隔时间。随着双脉冲时间间隔的缩短，两个刺激方波之间的间隔也逐渐缩短。可以观察到，第二个动作电位逐渐靠近第一个动作电位。当第二个动作电位的幅值开始减小时，记录下此时的刺激间隔（T_2）；继续缩短刺激间隔，直至第二个动作电位完全消失，记录下此时的刺激间隔（T_1）。从动作电位开始至 T_1 为绝对不应期，而 T_1 至 T_2 大致为相对不应期。

4. **实验结果记录** 将观察到的结果打印输出或描画于报告上，标出神经干动作电位不应期。

【注意事项】

1. 迅速分离神经干并置于任氏液中，避免机械损伤或干燥。

2. 从阈强度逐步增加刺激强度，避免过强刺激。

3. 减少外界电磁干扰。

【分析与思考】

1. 在本实验中，为何选择使用最适刺激而非阈刺激？

2. 神经干在接受一次刺激并产生兴奋后，为何会出现动作电位不应期？

实验五 蛙心起搏点的观察

【实验目的】

1. 学会暴露蛙心脏的方法，熟悉蛙心脏的结构和功能。

2. 观察蛙心起搏点和蛙心脏不同部位的自律性高低，加深对正常起搏点和异位起搏点的理解。

【实验原理】

心脏活动的一大特点是其本身具有自动节律性。在蛙类中，起搏点位于静脉窦。相比之下，哺乳动物的心脏已不存在静脉窦结构，其正常心脏的起搏点是窦房结，且该部分的自律性最高。在正常情况下，窦房结作为主导，控制着整个心脏的兴奋和跳动，故被称为正常起搏点。而其他具有自律性的心脏组织则受窦房结的控制，不表现其自身的自动节律，仅起到兴奋传导的作用，故被称为潜在起搏点。以窦房结为起搏点的心脏节律性活动称为窦性心律，而以除窦房结以外的部位作为起搏点的心脏活动则称为异位节律。

【实验对象】

牛蛙。

【实验材料】

1. 实验器材　蛙类手术器械、丝线、试管等。

2. 实验试剂　任氏液。

【方法与步骤】

1. 标本制备

（1）选取 1 只牛蛙，使用毁髓针彻底破坏其脑和脊髓后，将牛蛙仰卧并固定在蛙板上。

（2）左手持有齿镊提起胸骨剑突下端的皮肤，右手用手术剪剪开一个小口，然后将剪刀由切口处伸入皮下，沿左右两侧锁骨方向剪开皮肤。将皮肤掀向头端，再用有齿镊提起胸骨剑突下端的腹肌，并在腹肌上剪开一个小口，将剪刀伸入胸腔（勿伤及心脏和血管），沿皮肤切口方向剪开胸壁，剪断左右鸟喙骨和锁骨，使创口呈一倒三角形。用眼科镊提起心包膜，用眼科剪小心地剪开心包膜，暴露心脏。

2. 暴露心脏（图 3-5-1）　识别左右心房、动脉圆锥、主动脉干和心室。观察心室在收缩时容积减小，颜色变为浅红色，舒张时容积增大，颜色变红。用玻璃分针将心脏翻向头侧，可见心房下端有节律搏动的静脉窦。在心房与静脉窦之间有一条白色半月形界线，称为窦房沟。观察心脏搏动的起始部位，以及静脉窦、心房和心室的搏动顺序。

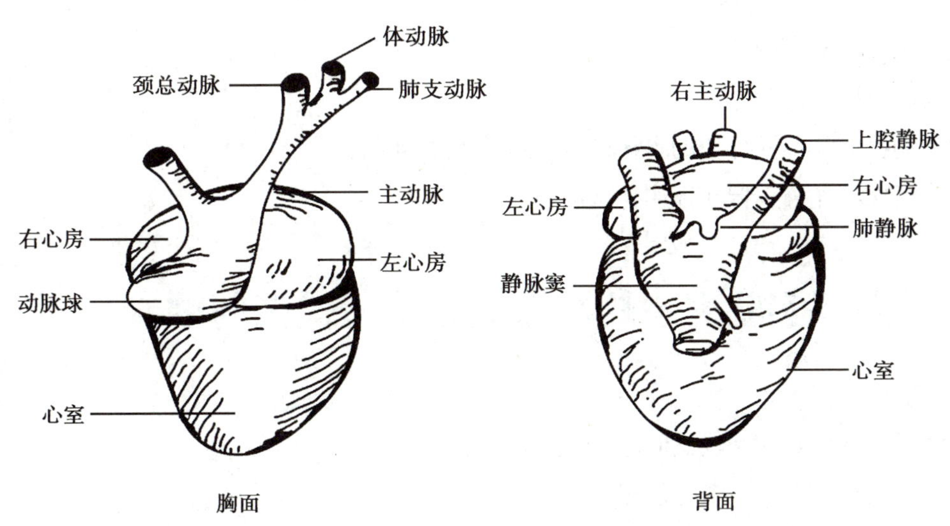

图 3-5-1　蛙心解剖示意图

3. 分别记录它们在单位时间（每分钟）内的跳动次数，作为正常对照心搏频率填入实验记录表格（表 3-5-1）。

4. 用盛有 35～40℃热水的小试管依次接触心室、心房和静脉窦，以改变它们的温度，观察和记录心搏频率的变化。

5. 用细镊子在主动脉干下穿一线备用，再用细玻璃分针轻轻穿过心脏后面，将心尖翻向头端，暴露心脏背面。找到静脉窦和心房交界的半圆形白线（窦房沟），然后将预先穿入的备用线沿窦房沟进行结扎，以阻断静脉窦和心房之间的兴奋传导。观察心房、心室是否停止跳动，静脉窦是否仍正常跳动。

6. 若心房、心室已恢复跳动，则分别记录单位时间内静脉窦和心房与心室的跳动次数，并观察它们的跳动频率是否一致。

7. 用丝线在心房和心室交界处（房室沟）结扎，观察心室是否跳动；若跳动，则分别记录单位时间内心房与心室的跳动次数，并观察其跳动是否一致。

8. 结果记录（表 3-5-1）

表 3-5-1　蛙心起搏点观察记录表　　单位：次 / 分

项目	静脉窦	心房	心室
对照			
加温			
第一次结扎			
第二次结扎			

【注意事项】

1. 脑和脊髓的破坏一定要完全，以消除神经因素对心搏的影响。

2. 剪开心包时要格外小心，切勿损伤心脏。

3. 加温时接触部位一定要准确。

4. 结扎部位一定要准确。

【分析与思考】

1. 两栖类动物心脏不同部位的自律性高低顺序是怎样的？

2. 实验中两次结扎分别旨在证明什么问题？

实验六　蛙心期前收缩与代偿间歇

【实验目的】

1. 观察和了解期前收缩和代偿间歇产生的原理。

2. 验证心肌兴奋后兴奋性变化规律。

【实验原理】

心肌兴奋性的特点是有效不应期长，几乎涵盖了整个收缩期和舒张早期。因此，在心脏收缩期中，任何刺激都不能引起心肌兴奋收缩，从而保证了心肌收缩和舒张的有序交替，有利于心室的充盈和射血。在心脏的舒张中晚期，即正常节律性兴奋到达之前，若施加较强刺激，可引起一个提前出现的兴奋和收缩，分别称为期前兴奋和期前收缩。值得注意的是，期前兴奋同样具有不应期。当窦性兴奋紧随期前兴奋到达心房或心室时，由于此时心房或心室正处于期前兴奋的有效不应期内，因此无法触发新的心房或心室收缩，即出现一次“脱失”。须待下一次窦房结的兴奋到来，才能引起心房或心室的兴奋。因此，在一次期前收缩之后，往往会出现一段较长时间的心室舒张期，即代偿间歇。

【实验对象】

牛蛙。

【实验材料】

1. 实验器材　蛙类手术器械、刺激电极、蛙心夹、生物信号采集与处理系统等。

2. 实验试剂　任氏液。

【方法与步骤】

1. 选取 1 只牛蛙，破坏其脑和脊髓后，将其仰卧并固定于蛙板上。从剑突水平向两肩关节方向剪开皮肤，随后沿胸骨打开胸腔，剪开心包，以充分暴露心脏。

2. 将与张力换能器相连线的蛙心夹在心室舒张期夹住心尖部位。同时，将刺激电极的两端分别与蛙心夹和牛蛙的身体相连，并确保电极与计算机的连接无误（图 3-6-1）。

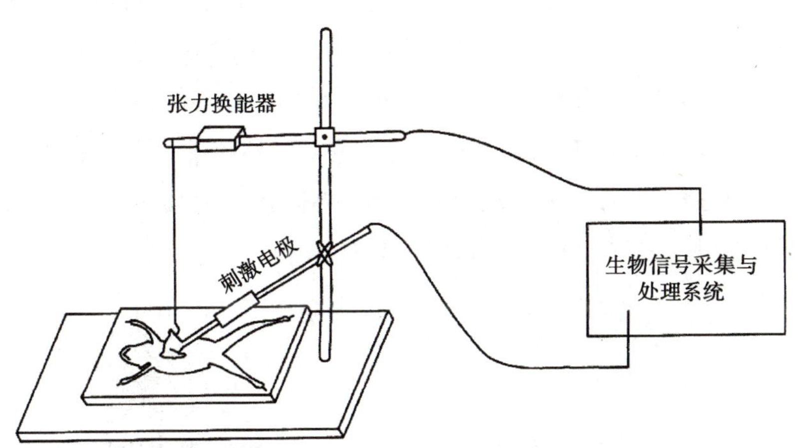

图 3-6-1　在体蛙心电刺激及心搏曲线记录装置

3. 打开生物信号采集与处理系统，在“实验项目”中选择“期前收缩、代偿间歇”模块，并调节至适当的参数设置。此时，通道应能显示出正常的节律性心脏收缩曲线。随后，调整基线位置，并将刺激模式设置为单刺激，选择中等强度的刺激进行记录。

4. 在心脏舒张早、中、晚期等不同时刻，通过鼠标点击“刺激”按钮，给予心室一次电刺激，并注意心脏收缩曲线的变化。记录刺激落在心室收缩期和舒张早期是否能引起期前收缩，以及刺激落在舒张早期之后是否能引起期前收缩。若能引起期前收缩，则需进一步观察其后是否出现代偿间歇（即收缩后出现一个相对较长的舒张期）。

【注意事项】

1. 在实验过程中，注意用任氏液保持心脏表面的湿润状态，以确保实验的顺利进行。

2. 每次刺激心室后，应给予心脏足够的恢复时间（通常为 2～3 个正常搏动周期），以确保刺激电极在心室收缩期和舒张期均接触良好。

【分析与思考】

1. 实验中应该选择什么样的刺激强度?

2. 根据描记的心脏收缩曲线,解释期前收缩和代偿间歇的产生原因。

实验七　反射弧的分析与脊髓反射的观察

【实验目的】

1. 学会测定屈肌反射的方法,并观察反射弧的组成部分。

2. 探讨反射弧的完整性与反射活动的关系。

3. 观察脊髓的反射活动,并分析脊髓反射中枢活动的若干特性。

【实验原理】

反射是神经活动的基本方式,是在中枢神经系统参与下,机体对内外环境变化所作出的规律性应答。简单的反射可由中枢神经系统的低级部位完成,而较复杂的反射则需要高级中枢的整合。反射活动的结构基础是反射弧,一般包括感受器、传入神经、神经中枢、传出神经和效应器 5 个部分。反射弧的任何部分受到破坏,均不能实现完整的反射活动。脊髓的活动通常受高级中枢的调控,当脊髓与高级中枢断离后,脊动物(如脊蛙、脊猫)产生的各种反射活动即为单纯的脊髓反射。由于脊髓失去了高级中枢的调节,这有助于观察和分析反射过程的某些特征。在反射活动中,由于神经元特别是中间神经元的连接方式不同,反射活动会表现出某些特征,如反射时间(完成某一反射所需的时间)的长短、反射活动空间范围的大小以及持续时间的长短等。

【实验对象】

牛蛙。

【实验材料】

1. **实验器材**　蛙类手术器械、肌夹、铁支架、双凹夹、电刺激器、刺激电极、秒表、棉球、纱布、培养皿、滤纸片、烧杯等。

2. **实验试剂**　0.5% 硫酸与 2% 硫酸等。

【方法与步骤】

1. **制备脊动物**　选取 1 只牛蛙,用粗剪刀横向伸入其口腔,从鼓膜后缘处剪去颅脑部,保留下颌,用棉球压迫创口止血,制成脊蛙。或用毁髓针由枕骨大孔刺入颅腔,左右搅动捣毁脑组织以制备脊蛙。随后,用肌夹夹住下颌,将脊蛙悬挂在铁支架上(图 3-7-1)。

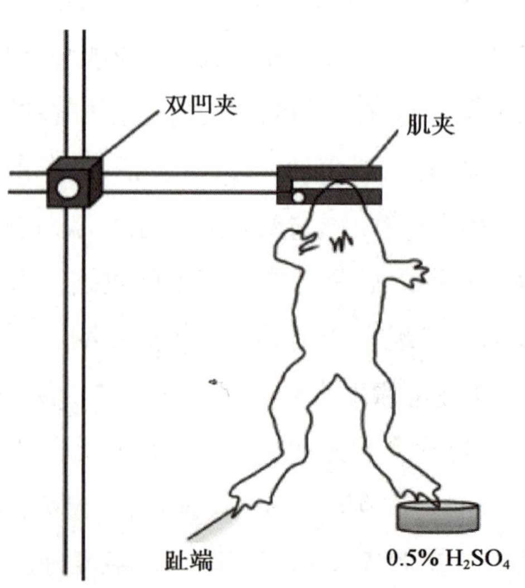

图 3-7-1　反射弧的分析实验装置

2. **搔扒反射观察**　将一块浸有 0.5% 硫酸的小滤纸片贴在脊蛙腹部下段皮肤上,观察搔扒反射。可见四肢向此处搔扒,直到除掉滤纸片为止。之后,使用清水冲洗皮肤。

3. **反射时间测定**　将脊蛙任一后肢的足趾尖浸入盛

有0.5%硫酸的培养皿中（注意浸入时间不宜过长）。观察脊蛙的屈肌反射，并用秒表记录从浸入至发生屈腿反射所需要的时间，即反射时间。观察结束后，立即将该足趾浸入清水中浸洗数次，然后用纱布拭干，重复3次并求平均值。

4. 反射中枢活动的基本特征观察

（1）空间性总和：将两对刺激电极分别连接刺激器的输出端，各自接触脊蛙同一后肢上互相紧靠的两处皮肤，并找出接近阈值的单个阈下电刺激强度。分别进行单个电刺激时，若未引起反应，则以同样的阈下刺激强度同时刺激这两处皮肤，观察结果有无反射发生。

（2）时间性总和：使用一对电极，以上述阈下刺激强度作连续刺激，观察结果有无反射发生。

（3）后发放：用适宜强度的连续电刺激刺激脊蛙后肢皮肤，直至出现屈肌反射后停止刺激，观察是否有连续的反射活动发生，并用秒表计算自刺激停止至反射动作结束的时间。

（4）扩散：将一个电极置于脊蛙后肢皮肤上，先给予较小的连续阈上刺激，观察反应。然后逐步增加刺激强度，观察每次增加强度后所引起反射的空间范围变化，并比较弱刺激与强刺激的结果。

（5）抑制：在测定反射时，用血管钳夹住一侧后肢，待动物安静后给一个较强的刺激，再测反射时间，观察其有无延长。

5. 反射弧分析

（1）将脊蛙左侧后肢的中趾尖浸于盛有0.5%硫酸的培养皿中，观察反射活动。随后，用烧杯盛自来水洗去皮肤上的0.5%硫酸，并用纱布轻轻拭干。

（2）沿左侧后肢踝关节上方做一环状皮肤切口，剥掉足部皮肤，重复步骤“5. 反射弧分析（1）”。

（3）按步骤“5. 反射弧分析（1）”的方法，用0.5%硫酸刺激右侧足趾尖，观察反射活动。

（4）在右侧大腿背侧剪开皮肤，分离股二头肌和半膜肌，找出坐骨神经。对该侧坐骨神经进行双向结扎，并在结扎中间将神经剪断。重复步骤“5. 反射弧分析（3）”。

（5）刺激神经两端，分别以连续方式电刺激右侧坐骨神经中枢端和外周端，观察同侧及对侧后肢的反应。

（6）将一块浸有2%硫酸的小滤纸片贴在脊蛙下腹部皮肤上，观察脊蛙是否出现搔扒反射。随后，用清水洗掉腹部皮肤上2%硫酸并拭干。

（7）用毁髓捣毁脊髓后，重复步骤“5. 反射弧分析（6）”，观察脊蛙是否出现搔扒反射。

（8）重复步骤“5. 反射弧分析（5）”，观察反应。

（9）直接刺激右侧腓肠肌，观察有何反应。

【注意事项】

1. 使用硫酸溶液时应特别小心，严防滴漏到皮肤、衣服和实验台上。

2. 毁髓针入枕骨大孔的部位应准确，位置过高可能部分脑组织保留，导致动物出现自主活动；位置过低可能伤及上部脊髓，使上肢反射消失。

3. 夹动物后肢切忌用力太大，严防损伤足趾。

4. 浸入硫酸的部位应仅限于趾尖，勿浸入太多。

5. 测定反射时间时，每次浸入硫酸的足趾及其范围应该相同，以便确保每次刺激部位和强度相同。

6. 每次测定后必须用清水冲洗足部并擦干，严防硫酸溶液残留影响实验结果。

【分析与思考】

1. 影响反射时间长短的主要因素有哪些？测定反射时间的意义何在？

2. 反射中枢活动的基本特征包括哪些方面？

3. 除屈肌反射和搔扒反射以外，你还可以举出哪些脊髓反射的例子？

实验八　离体小肠平滑肌运动

【实验目的】

1. 学会家兔离体小肠平滑肌灌流的实验方法。

2. 观察家兔离体小肠平滑肌的生理特性，以及化学物质和药物对其活动的影响。

【实验原理】

哺乳动物胃肠道平滑肌具备肌组织的共同特征，如兴奋性、传导性和收缩性等，同时展现出其独特性质，包括兴奋性较低、收缩缓慢、伸展性强、具有紧张收缩性和自动节律性，以及对化学、温度和机械牵张刺激的高度敏感性等。胃肠运动受神经和体液因素的调节。将离体小肠平滑肌置于接近机体内环境的溶液中，可在一定时间内保持其存活状态。本实验采用台氏液作为灌流液，旨在观察体外小肠平滑肌的生理特性，以及化学物质和药物对其活动的影响。

【实验对象】

家兔，雌雄不拘，体重 2.0～3.0kg。

【实验材料】

1. **实验器材**　恒温平滑肌槽、张力换能器、细丝线、乙醇纱布、1mL 注射器、橡胶管、球胆、生物信号采集与处理系统等。

2. **实验试剂**　台氏液、1∶10 000 肾上腺素、1∶10 000 乙酰胆碱、1% 氯化钙、1mol/L 氢氧化钠、1mol/L 盐酸等。

【方法与步骤】

1. **离体组织灌流装置准备**　自动调节恒温平滑肌槽，预先向中心管内加入 10mL 台氏液，并在玻璃管壁上进行标记。实验过程中，每次加台氏液均至该标记处。开启恒温平滑肌槽，维持温度于 38℃。通气管通过橡胶管与装有混合气体（5% CO_2 和 95% O_2）的球胆相连，通气管前端较细，确保逸出的气泡细小而均匀。台氏液贮瓶置于较高位置，与平滑肌槽入口相连（途中设有恒温装置），以便更换台氏液。

2. **家兔处死**　采用空气栓塞法。用乙醇纱布擦拭耳郭背面，暴露耳缘静脉。选择耳缘静脉远端，用注射器迅速均匀注入 5mL 空气，密切观察家兔反应，包括呼吸、唇色、瞳孔、四肢肌张力、精神状态等，确认家兔死亡。

3. **离体兔肠段标本制备**　迅速剪去家兔腹部被毛，沿腹部中线自剑突向下剖开腹腔，暴露胃肠。找到胃幽门与十二指肠交界处，以此为起点取长 20～30cm 的肠管。用台氏液将肠段内容物冲洗干净，置于低温（4～6℃）的台氏液中。剪取一段长约 2cm 长的肠段，用细丝线结扎两端，一端系于固定钩上，另一端与张力换能器相连。适当调节换能器高度，确保肠段完全浸浴在恒温平滑肌槽中，且松紧度合适。注意连线垂直，避免与浴槽的管壁接触产生摩擦。

4. 连接实验装置　将张力换能器输入端连接至通道 2，启动生物信号采集与处理系统，点击菜单栏"实验 / 常用生理学实验"，选择"离体肠肌运动"。

5. 观察项目

（1）自动节律收缩：描记一段离体小肠平滑肌的收缩曲线，此时不给予任何刺激。观察收缩曲线的节律、波形和幅度。注意收缩曲线的基线升高表示小肠平滑肌的紧张性升高，反之则降低。

（2）乙酰胆碱的作用：用 1mL 注射器取 1 ∶ 10 000 乙酰胆碱 0.3mL，注入中心管内。观察小肠平滑肌收缩曲线的变化。待观察到明显效应后，更换台氏液，反复洗涤 3 次，防止乙酰胆碱残留，直至平滑肌收缩恢复生理状态。

（3）肾上腺素的作用：用 1mL 注射器取 1 ∶ 10 000 肾上腺素 0.3mL，注入中心管内，观察小肠平滑肌收缩曲线的变化。

（4）氯化钙的作用：用 1mL 注射器取 1% 氯化钙 0.3mL，注入中心管内，观察小肠平滑肌的收缩曲线变化。

（5）盐酸的作用：用 1mL 注射器取 1mol/L 的盐酸 0.3mL，注入中心管内，观察小肠平滑肌的收缩曲线变化。

（6）氢氧化钠的作用：用 1mL 注射器取 1mol/L 氢氧化钠 0.3mL，注入中心管内，观察小肠平滑肌的收缩曲线变化。

【注意事项】

1. 操作要轻柔，避免损伤家兔胃肠或引起其收缩。

2. 加入药液前，应事先准备好 38℃的台氏液用于更换，防止小肠平滑肌干燥。

3. 各药液的加入量仅为参考数据，可根据平滑肌的反应适当调整。

4. 加入药液后若效果明显，应立即更换含药液的台氏液，并多次冲洗，防止小肠平滑肌发生不可逆反应。

【分析与思考】

1. 小肠运动形式有哪些？有何意义？

2. 影响离体小肠活动的因素有哪些？为什么？

3. 通过本实验，小肠平滑肌的生理特点主要表现在哪些方面？试解释各实验项目中观察到的现象。

实验九　心血管活动的调节

【实验目的】

1. 掌握在急性实验中直接测量家兔血压的方法。

2. 分析神经体液因素对家兔动脉血压的具体影响，深入理解心血管活动的神经体液调节机制。

【实验原理】

心脏受心交感神经和心迷走神经的双重调节。当交感神经兴奋时，其节后纤维释放去甲肾上腺素，作用于心肌细胞膜上的 β_1 肾上腺素能受体，产生正性变时、变力、变传导作用，增强心脏活动，加快心率，加快房室传导，增强心肌收缩能力，从而引起心排血量增加，动脉血压升高。相反，当心迷走神经兴奋时，节后纤维末梢释放乙酰胆碱，与心肌细胞膜上的 M 型胆碱能受体相结合，发挥负性变时、变力、变传导作用，减弱心脏活动，减慢心率，延缓房室传导，降低心肌收缩能力，进而引起心排血量减少，动脉血压降低。

体内大部分血管仅接受交感缩血管神经纤维的支配。当交感缩血管神经兴奋时，节后纤维释放去甲肾上腺素，作用于血管平滑肌的 α_1 和 β_2 肾上腺素能受体。α_1 受体兴奋时，血管平滑肌收缩；而 β_2 受体兴奋时，则血管平滑肌舒张。由于去甲肾上腺素与 α_1 受体的结合能力较强，与 β_2 受体的结合能力较弱，因此交感缩血管神经纤维兴奋时主要导致血管收缩，外周阻力增加，动脉血压升高。

动脉血压的相对稳定有赖于心血管活动的神经和体液调节。在神经调节中，最重要的是压力感受性反射，人为改变反射弧中的某一部分活动可引起动脉血压的变化。肾上腺素和去甲肾上腺素是心血管活动体液调节的关键因子。肾上腺素与 α 和 β（包括 β_1 和 β_2）受体均有较强的结合能力，作用于 β_1 受体增强心脏兴奋；作用于 α_1 受体占优势的皮肤、肾和胃肠道血管，使血管平滑肌收缩，外周阻力增大；作用于 β_2 受体占优势的骨骼肌和肝血管，使血管平滑肌舒张，外周阻力减小。因此，肾上腺素对血压的影响相对不明显，主要以强心作用为主。去甲肾上腺素主要兴奋 α_1 受体，也可兴奋 β_1 受体，但对 β_2 受体的作用较弱，因此主要引起血管广泛收缩，动脉血压升高；而血压升高又通过压力感受性反射使心率减慢。因此，去甲肾上腺素对血压的影响较为明显。

【实验对象】

家兔，雌雄不拘，体重 2.0～3.0kg。

【实验材料】

1. 实验器材 生物信号采集与处理系统、压力换能器、保护电极、家兔手术台、家兔手术器械（粗剪刀、组织剪、线剪、眼科剪、弯头止血钳、直头止血钳、组织镊、玻璃分针、动脉夹、气管插管、换药碗、烧杯）、动脉插管、注射器（1mL、2mL）、丝线、纱布等。

2. 实验试剂 20% 氨基甲酸乙酯、0.2% 肝素生理盐水、1∶10 000 去甲肾上腺素、5∶10 000 肾上腺素、1∶10 000 乙酰胆碱、生理盐水等。

【方法与步骤】

1. 称重、麻醉与固定 家兔称重后，按 5mL/kg 剂量经耳缘静脉注射 20% 氨基甲酸乙酯，麻醉后将其仰卧固定在兔手术台上。

2. 颈部手术

（1）气管插管：颈部剪毛备皮；用手术刀（或手术剪）在甲状软骨与胸骨之间沿颈正中线做一 3～5cm 切口；用血管钳分离皮下结缔组织和肌层，暴露气管；分离气管与食管，用手术剪将气管前壁横向切开，再向头端做一小口，呈“⊥”形，将适当口径的气管插管由切口向胸端插入气管内，用丝线结扎并在插管的侧管上打结，防止气管插管滑出。

（2）分离颈部神经和血管：拉开气管两侧肌肉，用左手拇指和示指捏起颈皮肤和颈肌肉，以中指顶起外翻，可在气管两侧的深部找到颈动脉鞘。颈动脉鞘内有颈总动脉、迷走神经、减压神经和交感神经。颈总动脉与三根粗细不同的神经在结缔组织膜的包绕下形成血管神经束，其中最粗者呈白色为迷走神经主干；较细者呈灰白色，为颈部交感神经干；最细者为减压神经，与迷走神经和交感神经相邻。仔细辨认并用玻璃分针或蚊式血管钳将神经、血管与其周围组织小心分离，分别分离右侧减压神经、交感神经、双侧迷走神经和颈总动脉，穿线备用。分离原则为先神经后血管，先细后粗。

（3）左侧颈总动脉插管：准备好充满抗凝液体的动脉插管，分离左侧颈总动脉 3cm 左右，穿 2 根丝线备用；结扎左侧颈总动脉远心端，用动脉夹夹住近心端；耳缘静脉注射 1mL 肝素；以左手拇指及中指拉住远心端结扎线头，示指从血管背后轻扶血管，用眼科剪在动脉上呈 45° 剪一小口，然后将动脉插管向心方向插入动脉 2～3cm，结扎固定，并用远心端的结扎线围绕插管打结固定；将动脉插管与压力换能器相连，并将压力换能器插头连接到生物信号采集与处理系统相应通道；缓慢打开动脉夹。

3. 实验项目

（1）观察正常心搏曲线，记录血压和心率数值。

（2）夹闭右侧颈总动脉 15 秒，观察血压和心率变化。

（3）先以 3～5V、30～50Hz 连续脉冲刺激完整的右侧减压神经，观察血压和心率变化；然后结扎并剪断减压神经，分别刺激其中枢端和外周端，再观察变化。

（4）先以 3～5V、30～50Hz 连续脉冲刺激完整的右侧迷走神经，观察血压和心率变化；然后结扎并剪断迷走神经，分别刺激其中枢端和外周端，观察血压和心率变化。

（5）经耳缘静脉注射 5∶10 000 肾上腺素 0.3mL，观察血压和心率变化。

（6）经耳缘静脉注射 1∶10 000 去甲肾上腺素 0.3mL，观察血压和心率变化。

（7）由耳缘静脉注射 1∶10 000 乙酰胆碱 0.3mL，观察血压和心率变化。

【注意事项】

1. 在手术过程中避免损伤神经和血管。

2. 分离神经和血管时，务必遵循先神经后血管，先细后粗的原则。

3. 动脉插管插入动脉务必要有足够深度，结扎牢固，以防脱出。在整个实验过程中保持动脉插管与颈总动脉于平行，防止刺破动脉管壁。

4. 每项实验后，待血压基本恢复并稳定后再进行下一项实验。

【分析与思考】

1. 解释各项实验结果。

2. 比较肾上腺素和去甲肾上腺素的作用差异，并探讨其原因。

3. 分离神经和血管时，为什么一定要遵循先神经后血管，先细后粗的原则？

实验十　影响尿生成的因素

【实验目的】

1. 学会家兔尿道插管技术和尿液收集的方法。

2. 以尿量和尿糖为观测指标，探究神经体液等因素对尿生成的影响，并分析其作用机制。

【实验原理】

肾脏通过尿液的生成以维持机体内环境的稳定。动脉血压和血容量的变化、肾脏的自身调节，以及神经体液因素的变化，均可对肾脏尿液的生成产生影响。尿液的生成涉及肾小球滤过、肾小管和集合管的重吸收、分泌和排泄等环节。影响尿液生成的因素主要有以下内容。

1. 影响肾小球滤过的因素 凡是影响有效滤过压的因素都会影响肾小球滤过。滤过的动力为有效滤过压，其计算公式为：有效滤过压 =（肾小球毛细血管血压 + 囊内液胶体渗透压）-（血浆胶体渗透压 + 肾小囊内压）。在动脉血压为 80～180mmHg 范围内时，由于肾脏的自身调节机制，肾血流量保持相对稳定，对肾小球毛细血管血压的影响较小；但如果超过这一范围，动脉血压的升降将直接影响肾小球毛细血管血压，进而影响肾小球滤过率。

2. 影响肾小管和集合管重吸收和分泌的因素 肾小管液中溶质（如葡萄糖、甘露醇）浓度可影响尿液量。当溶质浓度升高时，渗透压随之升高，导致水的重吸收减少，进而导致多尿（渗透性利尿）。

3. 神经调节 肾脏仅接受交感神经支配。交感神经末梢释放去甲肾上腺素，作用于 α_1 肾上腺素能受体，导致肾血管收缩，肾血流量减少，有效滤过压下降，最终使尿量减少。

4. 体液调节 影响尿液生成的体液因素较多，其中最重要的是抗利尿激素。抗利尿激素能增加集合管对水的重吸收能力，从而减少尿量。

【实验对象】

家兔，雌雄不拘，体重 2.0～3.0kg。

【实验材料】

1. 实验器材 保护电极、家兔手术台、家兔手术器械、动脉插管、导尿管、尿糖试纸、注射器（1mL、5mL、20mL）、丝线、纱布、生物信号采集与处理系统等。

2. 实验试剂 20% 氨基甲酸乙酯、20% 葡萄糖、0.2% 肝素生理盐水、1∶10 000 去甲肾上腺素、垂体后叶激素、呋塞米、0.6% 酚红、10% 氢氧化钠、生理盐水等。

【方法与步骤】

1. 称重、麻醉与固定 家兔称重后，按 5mL/kg 剂量经耳缘静脉注射 20% 氨基甲酸乙酯，麻醉后将其仰卧固定在兔手术台上。

2. 气管插管 颈部剪毛备皮；用手术刀（或手术剪）在甲状软骨与胸骨之间沿颈正中线做一 3～5cm 切口；用血管钳分离皮下结缔组织和肌层，暴露气管；分离气管与食管，用手术剪将气管前壁横向切开，再向头端做一小口，呈“⊥”形，将适当口径的气管插管由切口向胸端插入气管内，用丝线结扎并在插管的侧管上打结，防止气管插管滑出。

3. 分离右侧迷走神经 用左手拇指和示指抓起一侧颈部皮肤和肌肉，中指顶起外翻，以看到颈总动脉为标志；右手先用湿纱布顺血管神经方向擦拭，擦破动脉鞘可见 3 条神经，用玻璃分针分离白色最粗的迷走神经主干并穿线备用。

4. 尿道插导 将导尿管头端涂上少量液状石蜡后，从尿道口插入，见尿流出后即可，插入长度为 10～12cm。

5. 手术完成后　使动物安静 5 分钟。调整各记录装置，完成后续实验。

6. 实验项目

（1）记录正常血压和尿量；用尿糖试纸收集 2 滴尿液进行尿糖定性试验，作为正常对照。

（2）经耳缘静脉迅速注射 38℃生理盐水 2mL，观察血压和尿量的变化。

（3）经耳缘静脉注射 20% 葡萄糖（1.5mL/kg），观察血压和尿量的变化；再次进行尿糖定性试验，观察尿糖试验结果，并分析尿糖浓度与尿量高峰之间的关系。

（4）经耳缘静脉注射 1∶10 000 去甲肾上腺素 0.3mL，观察血压和尿量的变化。

（5）经耳缘静脉注射呋塞米 0.2mL，观察血压和尿量的变化。

（6）经耳缘静脉注射 0.6% 酚红 0.5mL，使用盛有 10% 氢氧化钠的培养皿接取尿液；当尿液中出现酚红时，遇氢氧化钠即呈现玫瑰红色，记录从开始注射酚红至尿液颜色变化所需的时间。

（7）经耳缘静脉注射垂体后叶激素 2U，观察血压和尿量的变化。

（8）结扎并剪断右侧迷走神经，将迷走神经置于保护电极上，以 3～5V、30～50Hz 连续脉冲刺激其外周端 20～30 秒，使血压维持在 40～50mmHg，观察血压和尿量的变化。

【注意事项】

1. 实验前应使家兔多饮水、多喂青菜（或灌胃 40～50mL 清水），以增加其基础尿量。

2. 最好选用雄性家兔，以使导尿管顺利插入。

3. 操作过程中应轻柔，防止尿道黏膜水肿和损伤；导尿管插入深度以能顺利引出尿液为准，如尿液流出不畅可适当调整导尿管位置。

4. 注意保护家兔耳缘静脉。

【分析与思考】

1. 记录各项实验中家兔血压和尿量的变化结果，并对实验结果进行合理解释。

2. 血压与尿量之间有何种关系？解释其机制。

3. 尿糖浓度与尿量之间有何种关系？解释其机制。

4. 酚红排泄试验的基本原理是什么？有什么意义？

5. 各实验项目的顺序是否可以任意调整？为什么？

实验十一　呼吸运动的调节

【实验目的】

1. 学会家兔呼吸运动的记录方法。

2. 观察不同因素对呼吸运动的影响及其作用机制。

【实验原理】

呼吸是指机体与外界环境之间的气体交换过程。通过呼吸，机体摄取 O_2 并排出 CO_2。在正常情况下，呼吸运动按照一定的节律及深度进行。当机体内外环境发生变化时，呼吸运动会通过多种调节机制改变呼吸节律和深度，以适应机体代谢的需要。

呼吸运动的调节方式包括化学感受性呼吸反射、牵张反射、呼吸肌本体感受性反射和防御反射，其中最重要的是化学感受性呼吸反射。化学感受性呼吸反射的感受器分为中枢化学感受器（位于延髓腹外侧浅表部位）和外周化学感受器（如颈动脉体和主动脉体）。中枢化学感受器对脑脊液和局部细胞外液中 H^+ 浓度敏感；外周化学感受器则分别通过窦神经和迷走神经传递信号至中枢，对动脉血氧分压（PaO_2）下降、动脉二氧化碳分压（$PaCO_2$）升高或 H^+ 浓度增加敏感。CO_2 是最重要的调节呼吸运动的生理性化学因素。它为脂溶性，能通过血脑屏障，在脑脊液中碳酸酐酶的作用下生成 H_2CO_3，再解离出 H^+。因此，$PaCO_2$ 升高可通过外周和中枢化学感受器发挥作用，引起呼吸运动加深加快。H^+ 不能通过血脑屏障，因此其浓度增加主要通过外周化学感受器引起呼吸运动的变化。PaO_2 下降对呼吸中枢有直接的抑制作用，引起呼吸运动加深加快完全通过外周化学感受器发挥作用。此外，当气道阻力增加时，呼吸肌内的肌梭（本体感受器）受到牵张刺激，反射性引起呼吸运动加深加快。

【实验对象】

家兔，雌雄不拘，体重 2.0～3.0kg。

【实验材料】

1. 实验器材 生物信号采集与处理系统、呼吸换能器、保护电极、家兔手术台、家兔手术器械、CO_2 气囊、50cm 长橡胶管、注射器（5mL、20mL）、纱布、丝线等。

2. 实验试剂 20% 氨基甲酸乙酯、3% 乳酸、生理盐水等。

【方法与步骤】

1. 称重、麻醉与固定 家兔称重后，按 5mL/kg 剂量经耳缘静脉注射 20% 氨基甲酸乙酯，麻醉后将其仰卧固定在兔手术台上。

2. 气管插管 颈部剪毛备皮；用手术刀（或手术剪）在甲状软骨与胸骨之间沿颈正中线做一 3～5cm 切口；用血管钳分离皮下结缔组织和肌层，暴露气管；分离气管与食管，用手术剪将气管前壁横向切开，再向头端做一小口，呈“⊥”形，将适当口径的气管插管由切口向胸端插入气管内，用丝线结扎并在插管的侧管上打结，防止气管插管滑出。

3. 分离两侧迷走神经 用左手拇指和示指抓起一侧颈部皮肤和肌肉，中指顶起外翻，以看到颈总动脉为标志；右手先用湿纱布顺血管神经方向擦拭，擦破动脉鞘可见 3 条神经，用玻璃分针分离白色最粗的迷走神经主干并穿线备用；同样方法分离对侧迷走神经。

4. 仪器连接 将连接呼吸换能器的胶管与一侧气管插管侧管相连，再将呼吸换能器的插头插入生物信号采集与处理系统相应通道，开始实验；选择“输入信号（张力）”或“实验项目（呼吸运动调节）”。

5. 实验项目

（1）描记正常呼吸曲线：辨别吸气和呼气在曲线上的表现形式。

（2）增加吸入 CO_2 浓度对呼吸运动的影响：将连接有 CO_2 气囊的橡胶管口移近气管插管的侧管开口（相距约 1cm），打开气囊的皮管夹，使 CO_2 随吸气进入气管，观察 CO_2 对呼吸运动（呼吸幅度和频率）的影响。

（3）扩大无效腔对呼吸运动的影响：将 50cm 长的橡胶管连接气管插管的侧管，观察呼吸运动的变化。

（4）扩大气道阻力对呼吸运动的影响：部分（1/2～2/3）阻塞气管插管的侧管 10～20 秒，观察呼吸运动的变化。

（5）增加血液酸度对呼吸运动的影响：通过耳缘静脉注射 3% 乳酸 2mL，观察呼吸运动的变化。

（6）肺内注气、抽气实验（肺牵张反射）

1）用注射器抽取 20mL 空气，接橡胶管连于一侧气管插管侧管；待呼吸稳定后，在吸气末堵塞另一侧管，并快速将 20mL 空气注入肺内，使肺维持在扩张状态，观察呼吸运动的变化；待呼吸恢复后松开气管插管另一侧堵塞口。

2）呼吸平稳后，在呼气末堵塞另一侧气管套管口，用注射器快速从肺内抽取 20mL 气体，使肺维持在萎陷状态，观察抽气过程中呼吸运动的变化情况；待呼吸恢复后松开气管插管另一侧堵塞口。

（7）切断迷走神经对呼吸运动的影响：先剪断一侧迷走神经并观察呼吸运动的变化；再剪断另一侧迷走神经并观察呼吸运动的变化；切断双侧迷走神经后重复肺内注气、抽气实验，观察呼吸运动的变化。

【注意事项】

1. 每项观察项目在呼吸出现变化后应尽快停止干预，以免影响家兔的呼吸；每项干预结束后，必须等待动物呼吸恢复平稳后再进行下一项实验。

2. 在增加吸入气中 CO_2 浓度时，应让 CO_2 气体缓缓进入，以免 CO_2 浓度增加过快造成呼吸运动变化过大或呼吸停止。

3. 应严格掌握乳酸剂量，避免乳酸溢出血管刺激皮肤引起动物的挣扎。

4. 实验项目的第“（2）”至“（6）”项顺序可以灵活调整，但第“（7）”项必须是最后一个步骤，不能提前进行。

【分析与思考】

1. 吸入二氧化碳或缺氧引起呼吸运动改变的机制是什么？

2. 增大无效腔引起呼吸运动改变的机制是什么？

3. 迷走神经在节律性呼吸运动中起什么作用？为什么实验项目的第“（7）”项不能提前进行？

第四章

动物综合性实验

实验一　急性肺水肿模型的复制及治疗

【实验目的】

1. 掌握复制急性肺水肿动物模型的方法。

2. 观察急性肺水肿的表现。

3. 探讨急性肺水肿发生的机制及治疗方案。

【实验原理】

肺水肿指过多液体积聚在肺间质或溢入肺泡腔内的病理状态。通常根据水肿液的分布，可分为间质性肺水肿和肺泡性肺水肿，两者可同时并存或以某一类为主。间质性肺水肿多为慢性，肺泡性肺水肿可为急性或慢性。本实验主要通过复制急性肺水肿模型，掌握其临床表现及发生机制。

【实验对象】

家兔，雌雄不拘，体重 2.0～3.0kg。

【实验材料】

1. 实验器材　生物信号采集与处理系统、家兔手术台、家兔手术器械、静脉导管及静脉输液装置、注射器、丝线等。

2. 实验试剂　20% 氨基甲酸乙酯、生理盐水、肾上腺素、呋塞米、硝酸异山梨酯等。

【方法与步骤】

1. 称重、麻醉与固定　家兔称重后，按 5mL/kg 剂量经耳缘静脉注射 20% 氨基甲酸乙酯，麻醉后将其仰卧固定在兔手术台上。

2. 气管插管　颈部剪毛备皮；用手术刀（或手术剪）在甲状软骨与胸骨之间沿颈正中线做一 3～5cm 切口；用血管钳分离皮下结缔组织和肌层，暴露气管；分离气管与食管，用手术剪将气管前壁横向切开，再向头端做一小口，呈“⊥”形，将适当口径的气管插管由切口向胸端插入气管内，用丝线结扎并在插管的侧管上打结，防止气管插管滑出。

3. 血管插管　分离左侧颈总动脉和右侧颈外静脉。在左侧颈总动脉插入连接有压力换能器的动脉插管（内含 0.2% 肝素生理盐水），并固定好，用于记录血压。在右侧颈外静脉插入 5～6cm 长的静脉导管，通过三通管连接中心静脉压测压计和输液装置。在不进行测压时，将导管与输液装置连通，静脉滴注生理盐水（5～10 滴 / 分），保持导管通畅。

4. 尿道插管　将导尿管头端涂上少量液状石蜡后，从尿道口插入，见尿流出后即可，插入长度为10～12cm。

5. 肺水肿模型复制及治疗　将实验分为4组，分别为实验组、呋塞米治疗组、硝酸异山梨酯治疗组、对照组，实验过程中对比观察4组动物的表现和结果。

（1）实验组：①观察正常呼吸，并用听诊器听肺的呼吸音。②静脉滴注37℃生理盐水（总量为180mL/kg，180～200滴/分），待滴注近完毕时向输液小壶中加入肾上腺素（按肾上腺素0.45mg/kg），并将余液输完。③输液过程中密切观察各指标，特别是呼吸状态的变化和气管内是否有泡沫液体流出，并用听诊器进行肺部听诊。④当出现呼吸明显急促，并伴有严重缺氧表现（如严重的发绀、湿啰音及气管插管流出粉红色泡沫液体等）时，或者输液完毕后，夹闭气管，处死动物。打开胸腔，用丝线在气管分叉处结扎以防肺水肿液流出，在结扎处以上切断气管，小心分离心脏及其血管（勿损伤肺），将肺取出后，用滤纸吸去肺表面的水分后称取肺重，计算肺系数。然后观察肺大体改变，并切开肺，观察切面的变化，注意有无粉红色泡沫样液体流出。

（2）呋塞米治疗组：①观察正常呼吸，并用听诊器听肺的呼吸音。②静脉滴注37℃生理盐水（总量为180mL/kg，180～200滴/分），待滴注近完毕时向输液小壶中加入肾上腺素（肾上腺素为0.45mg/kg），并将余液输完。③输液完毕后，立即静脉注射呋塞米（1mL/kg），观察疗效。余同实验组。

（3）硝酸异山梨酯治疗组：①观察正常呼吸，并用听诊器听肺的呼吸音。②静脉滴注37℃生理盐水（总量为180mL/kg，180～200滴/分），待滴注近完毕时向输液小壶中加入肾上腺素（按肾上腺素0.45mg/kg），并将余液输完。③输液完毕后，静脉注射硝酸异山梨酯（30μg/分），观察疗效。余同实验组。

（4）对照组：除了输液过程中不加输肾上腺素，余同实验组。

6. 密切观察以下改变　①呼吸频率和幅度，有无呼吸困难和发绀；②气管插管内是否有粉红色泡沫状液体溢出；③听诊器听诊肺部时有无湿啰音出现。

7. 肺系数计算公式　肺系数＝肺重量（g）/体重（kg）×100%，正常家兔肺系数值为4.0～5.0。

【注意事项】

1. 实验组与对照组兔的输液速度应基本一致，输液速度控制在180～200滴/分为宜。
2. 滴加肾上腺素速度要缓慢进行，以免因呼吸抑制造成动物死亡。
3. 在解剖取出肺时，慎防损伤和挤压肺组织，以免水肿液丢失，影响肺系数的准确性。

【分析与思考】

1. 分析本实验复制肺水肿的机制。
2. 各实验组动物的表现有何不同？为什么？
3. 采用上述治疗方案的依据是什么？

实验二　急性高钾血症模型的复制及抢救

【实验目的】

1. 掌握复制高钾血症动物模型的方法。

2. 观察高钾血症对动物心电图的影响，深入理解高钾血症对心脏的毒性作用。

3. 设计对高钾血症的抢救治疗措施。

【实验原理】

高钾血症是指血清 K^+ 浓度高于 5.3mmol/L。高钾血症对机体的危害主要表现在心脏方面，可导致心脏有效不应期缩短，兴奋性呈双相变化。急性轻度高钾血症时，心脏兴奋性增高；而急性重度高钾血症时，心脏兴奋性降低，可能导致严重传导阻滞，从而导致心搏骤停。同时，高钾血症可降低心脏的自律性和收缩性。本实验通过静脉注射不同浓度氯化钾，使血钾浓度升高而复制高钾血症模型，观察家兔心电图变化，了解高钾血症对心脏的影响及高钾血症的抢救治疗措施。

【实验对象】

家兔，雌雄不拘，体重 2.0～3.0kg。

【实验材料】

1. 实验器材 兔手术台、家兔手术器械、注射器（5mL、10mL、20mL）、丝线、静脉输液装置、5mL 抗凝试管、生物信号采集与处理系统、分光光度计等。

2. 实验试剂 20% 氨基甲酸乙酯，0.2% 肝素生理盐水，2%、5%、10% 氯化钾，10% 氯化钙，4% 碳酸氢钠，葡萄糖胰岛素溶液（50% 葡萄糖 4mL 加 1U 胰岛素）等。

【方法与步骤】

1. 称重、麻醉与固定 家兔称重后，按 5mL/kg 剂量经耳缘静脉注射 20% 氨基甲酸乙酯，麻醉后将其仰卧固定在兔手术台上。注射时注意观察肌张力、呼吸频率和角膜反射的变化，防止麻醉过深。

2. 分离颈总动脉 小心分离颈总动脉约 2cm，在动脉下穿 2 根丝线，用其中一根丝线结扎动脉远心端，后夹闭动脉近心端，两端距离尽可能长。使用眼科剪在远心端结扎线处与血管呈 45° 角剪开动脉，向心方向插入充满 0.2% 肝素生理盐水的动脉导管，并用另一根丝线打结固定导管。调整导管的松紧度，以松开动脉夹不出血为度。松开动脉夹后，调整三通管至测压或放血状态。在注射氯化钾前后分别采血 1mL，用于测定血钾浓度。随后用 0.2% 肝素生理盐水填充导管，调整三通管至测压状态，记录血压情况。

3. 心电图记录 将针形电极分别插入左后肢（红色）、右后肢（黑色）和右前肢（白色）皮下，连接至生物信号采集与处理系统相应的通道，并选择输入信号为心电，描记Ⅱ导联心电图。记录正常的心电图波形，并测量 P 波幅度、PR 间期、QRS 波的宽度及幅度、ST 段、T 波幅度等（图 4-2-1）。

4. 氯化钾注射 以每分钟 0.5mL 的速度，通过耳缘静脉注射 2% 氯化钾溶液，剂量为 1mL/kg，间隔 5 分钟再次静脉注射同等剂量，共三次。第三次静脉注射后，采血 1mL 测定血钾浓度。随后，以同样的速度静脉注射 5% 氯化钾溶液，剂量和次数同上。在每次静脉注射过程中，如出现明显的心电图变化，应立即停止静脉注射，截取心电图图形并测量数据，同时采血测定血钾浓度。最后，按同样的方法静脉注射 10% 氯化钾溶液，直至出现明显的心律失常、心房颤动、心室颤动波形，分别截取图形、测量数据并采血测定血钾浓度。

5. 高钾血症的抢救 分别选择不同时间进行抢救。

（1）在心电图出现明显改变时（如 P 波低平、PR 间期延长、QRS 波增宽、ST 段呈弓背抬高、T 波狭窄高耸等），选择不同方式治疗。

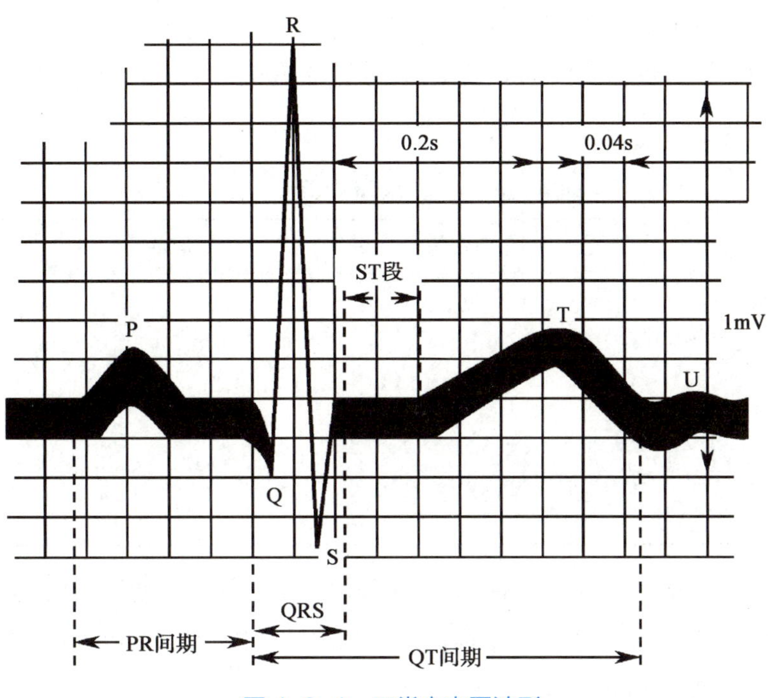

图 4-2-1　正常心电图波形

（2）若静脉注射 10% 氯化钾后出现心室扑动或颤动波形，应立即停止注射氯化钾溶液，并迅速准确地从另外一侧耳缘静脉注射预先准备好的抢救药物，包括 10% 氯化钙或 10% 葡萄糖酸钙 2mL/kg；或 4% 碳酸氢钠 5mL/kg；或 50% 葡萄糖每 4mL 加入胰岛素 1U。若 10 秒内无法静脉注射抢救药物，则救治效果不佳。待治疗后心电图基本恢复正常时，再次由颈总动脉采血 1mL，测定救治后的血钾浓度。

6. 致死量氯化钾注射　最后，注入致死量的 10% 氯化钾（8mL/kg），开胸观察心肌纤颤及心搏骤停时的状态。

【注意事项】

1. 麻醉深浅应适度，过深易抑制呼吸，过浅则可能引起动物疼痛导致肌肉颤动，干扰心电图记录。

2. 针形电极必须全部插入皮下，防止插入肌肉中造成肌电干扰，影响指标观察。

3. 耳缘静脉注射氯化钾时速度应缓慢，尤其是高浓度氯化钾更应缓慢，以防动物因速度过快而死亡。

4. 注意避免标本因红细胞破坏而导致血钾浓度增高。

5. 密切观察心电图的改变，及时准确记录并测定各项指标。

【分析与思考】

1. 高钾血症时，动物心电图的变化特征是什么？并用相关理论解释。

2. 你设计了几种抢救治疗方案？理论依据是什么？效果如何？

附：血钾测定方法

在碱性介质中，经蛋白沉淀剂处理后的血清样本中的 K^+ 与 NA-TPB 反应，产生混浊并形成稳定悬浮液。该浑浊度与样本中 K^+ 浓度成正比。

1. 取血清 0.1mL，加入蛋白沉淀剂 0.9mL，每分钟 3 500r，离心 5 分钟，取上清液 0.5mL，按照表 4-2-1 测定。

表 4-2-1 血钾测定体系

单位：mL

试剂	空白管	标准管	样本管
去离子水	0.5		
不同浓度钾标准液		0.5	
测定血清的上清液			0.5
定值血清			
NA-TPB 工作液	2	2	2

2. **血钾测定** 表 4-2-1 中各管混匀后，放置 5 分钟。使用分光光度计，选择波长 440nm，双蒸水调“0”点，用 1cm 光径测定各管吸光度。根据标准品测定值制作标准曲线图和计算公式，将样品测定值代入公式计算血清 K^+ 浓度（mmol/L）。

$$\text{血清钾含量（mmol/L）}=\frac{\text{测定}OD\text{值}\times\text{标准品浓度}\times\text{样本测试前稀释倍数（10倍）}}{\text{标准}OD\text{值（0.4mmol/L）}}$$

实验三 急性失血性休克模型的复制及抢救

【实验目的】

1. 学会复制失血性休克动物模型的方法。
2. 观察失血性休克时动物的主要功能代谢变化及微循环变化。
3. 探讨失血性休克的发病机制及救治措施。

【实验原理】

休克可由多种原因引起，以机体的微循环功能障碍为主要特征，并可导致多器官功能衰竭等严重后果的全身性病理过程。失血是导致休克的一种常见病因，当血容量减少，有效循环血量下降时，易引发失血性休克。失血性休克的发生与失血量和失血速度密切相关。当失血量超过总血量的 25%～30%（如外伤出血、胃十二指肠溃疡出血），超过机体的代偿能力时，可能发生休克。根据失血性休克时微循环的变化，休克可分为 3 个阶段：休克早期（代偿期或微循环缺血性缺氧期）、休克中期（失代偿期或微循环淤血性缺氧期）和休克晚期（不可逆性失代偿期或微循环衰竭期）。不同阶段根据失血程度及速度不同，持续时间、机体功能代谢变化及临床表现均有所不同。

本实验通过复制家兔失血性休克模型，观察其呼吸、循环、泌尿系统功能和肠系膜微循环改变，并探讨其发生机制。在治疗方面，首先强调的是补充血容量和止血，以提高有效循环血量和心排血量，改善组织灌流。同时，还需要根据休克的不同发展阶段合理应用血管活性药物，以改善微循环状态。

【实验对象】

家兔，雌雄不拘，体重 2.0～3.0kg。

【实验材料】

1. 实验器材　家兔手术器械、静脉输液装置、注射器（50mL、20mL、10mL、5mL、1mL）、丝线、纱布、生物信号采集与处理系统、压力换能器、恒温水浴锅等。

2. 实验试剂　20% 氨基甲酸乙酯、0.2% 肝素生理盐水、山莨菪碱、1% 去甲肾上腺素、生理盐水等。

【方法与步骤】

1. 称重、麻醉与固定　家兔称重后，按照 5mL/kg 剂量经耳缘静脉注射 20% 氨基甲酸乙酯，麻醉后将其仰卧固定在兔手术台上。

2. 气管插管　颈部剪毛备皮；用手术刀（或手术剪）在甲状软骨与胸骨之间沿颈正中线做一 3～5cm 切口；用血管钳分离皮下结缔组织和肌层，暴露气管；分离气管与食管，用手术剪将气管前壁横向切开，再向头端做一小口，呈“⊥”形，将适当口径的气管插管由切口向胸端插入气管内，用丝线结扎并在插管的侧管上打结，防止气管插管滑出。

3. 血管插管　分离左侧颈总动脉和右侧颈外静脉。在左侧颈动脉插入连接有压力换能器的动脉插管（内含 0.2% 肝素生理盐水），并固定好，用于记录血压。在右侧颈外静脉插入 5～6cm 长的静脉导管，通过三通管连接中心静脉压测压计和输液装置。在不进行测压时，将导管与输液装置连通，静脉滴注生理盐水（5～10 滴 / 分），保持导管通畅。

4. 肠系膜微循环观察　在右侧腹直肌旁做一长 6cm 切口，钝性分离肌肉，打开腹腔，推开大网膜，找出一段游离度较大的小肠袢，轻轻从腹腔拉出并放置在微循环恒温灌流盒内。使肠系膜均匀铺在有机玻璃凸形观察环上，压上固定板，调整灌流液（台氏液加 1% 明胶）的液面，使液面刚盖过肠系膜，用显微镜观察肠系膜的微循环。分清肠系膜动脉、静脉和毛细血管，观察血流速度，找出标记血管，以便前后对照。

5. 尿道插管　将导尿管头端涂上少量液状石蜡后，从尿道口插入，见尿流出后即可，插入长度为 10～12cm。

6. 抗凝血处理　由耳缘静脉注射 0.2% 肝素生理盐水（1mL/kg），抗凝血。

7. 放血前观察　记录家兔皮肤黏膜颜色、血压、心率、呼吸、中心静脉压、尿量、肛温、肠系膜微循环等生理指标。

8. 放血　打开颈总动脉插管与注射器相连的侧管，使血液从颈总动脉流入肝素化的 50mL 注射器内，开始时每放血 10mL 即关闭开关。①监测动脉血压的变化，最终的放血量为家兔血量的 20%～30%（家兔血量约 60mL/kg），即可构建失血性休克模型。②缓慢放血，待血压下降至 40mmHg（平均压）时停止放血。观察和记录家兔的各项生理指标。

9. 观察与记录　放血结束后，维持 20～40 分钟，观察各项生理指标的变化。随后，可根据休克的病理生理学改变进行抢救并观察抢救效果。

10. 抢救方案　①将放出的血液由静脉快速输回；②将放出的血液和等量的生理盐水配制成混合液，静脉回输；③将放出的血液和等量的生理盐水混合液回输后，给予血管活性药物山莨菪碱

（1mg/kg）；④将放出的血液和等量的生理盐水混合液回输后，给予去甲肾上腺素（0.75mg/kg）或多巴胺（0.2mg/kg）；⑤另可根据病理生理改变自行设计方案实施抢救。抢救过程中注意观察各项生理指标，特别是观察肠系膜微循环是否逐渐恢复正常。

11. 抢救后观察 抢救后，继续观察30～40分钟并记录各项生理指标。最后采用过量麻醉药处死实验动物，结束实验。

【注意事项】

1. 实验过程中应尽量减少手术性出血，如有少量出血，切勿惊慌，可用生理盐水纱布压迫止血。

2. 麻醉深浅要适度，避免麻醉过浅使动物疼痛，可能导致其神经源性休克。

3. 牵拉肠袢时要轻柔，以免引起创伤性休克。镜下观察时，应分清动脉（包括小动脉、微动脉、后微动脉）、静脉（包括微静脉和小静脉）和真毛细血管。动脉色浅红、血流速度快，由粗变细逐渐分支；静脉色暗红、血流速度较慢，由小支汇成大支，由细变粗；真毛细血管血流速度最慢，口径最小，仅容一个红细胞通过。要注意在固定视野下观察真毛细血管的数目，小动脉口径和血流速度（表述为线流、线粒流、粒线流、粒流、停滞等）及流态（摆动、絮状等）。

4. 动脉插管、压力换能器内及放血的注射器内，事先应加入一定量的0.2%肝素生理盐水，血放出后最好放入有少量0.2%肝素生理盐水的烧杯内。

5. 放血的同时动态观察微循环改变最佳。

【分析与思考】

1. 失血性休克时，血流动力学有何改变？

2. 动脉血压降低可否作为判定休克的唯一指标？为什么？

3. 失血性休克的救治原则及依据是什么？

4. 对于失血性休克，以上哪种治疗方案最优？为什么？

实验四　急性右心衰竭模型的复制及抢救

【实验目的】

1. 观察心力衰竭时机体的血流动力学变化。

2. 掌握心力衰竭的发生机制。

3. 了解心力衰竭的治疗原则。

【实验原理】

心力衰竭是在各种致病因素的作用下，心脏的收缩和/或舒张功能发生障碍，使心排血量绝对或相对减少，无法满足机体代谢需求的病理生理过程或综合征。心力衰竭的常见病因包括：心肌收缩性降低、心室压力或容量负荷过重以及心室舒张和充盈受限。在临床上，约有90%的心力衰竭患者有诱因存在如感染、大量快速输液、妊娠和分娩、体力与精神负荷过重、缺氧、酸中毒、电解质紊乱、心律失常等。

本实验通过兔耳缘静脉注射栓塞剂（液状石蜡）造成兔急性肺小血管栓塞，引发右心压力负荷过重。在此基础上，通过大量输液进一步增加右心容量负荷。由于右心前、后负荷的过度增加，从而复制急性右心衰竭动物模型。治疗心力衰竭时，可采用利尿、强心及扩血管等措施治疗急性心力衰竭。

【实验对象】

家兔，雌雄不拘，体重 2.0～3.0kg。

【实验材料】

1. 实验器材　兔手术台、家兔手术器械、丝线、输液装置、生物信号采集与处理系统、压力换能器、动静脉插管、恒温水浴锅等。

2. 实验试剂　20% 氨基甲酸乙酯、0.2% 肝素生理盐水、生理盐水、液状石蜡、呋塞米、去乙酰毛花苷、硝酸异山梨酯等。

【方法与步骤】

1. 称重、麻醉与固定　家兔称重后，按照 5mL/kg 剂量经耳缘静脉注射 20% 氨基甲酸乙酯，麻醉后将其仰卧固定在兔手术台上。

2. 气管插管　颈部剪毛备皮；用手术刀（或手术剪）在甲状软骨与胸骨之间沿颈正中线做一 3～5cm 切口；用血管钳分离皮下结缔组织和肌层，暴露气管；分离气管与食管，用手术剪将气管前壁横向切开，再向头端做一小口，呈“⊥”形，将适当口径的气管插管由切口向胸端插入气管内，用丝线结扎并在插管的侧管上打结，防止气管插管滑出。

3. 血管插管　分离左侧颈总动脉和右侧颈外静脉。在左侧颈总动脉插入连接有压力换能器的动脉插管（内含 0.2% 肝素生理盐水），并固定好，用于记录血压。在右侧颈外静脉插入 5～6cm 长的静脉导管，通过三通管连接中心静脉压测压计和输液装置。在不进行测压时，将导管与输液装置连通，静脉滴注生理盐水（5～10 滴 / 分），保持导管通畅。

4. 尿道插管　将导尿管头端涂上少量液状石蜡后，从尿道口插入，见尿流出后即可，插入长度为 10～12cm。

5. 观察记录　观察家兔的一般状况，动脉血压、静脉压、心率、心音、尿量、呼吸频率及呼吸音。进行肝颈静脉回流征试验，即测量中心静脉压后，用手按压动物肝区 3 秒，观察中心静脉压上升数值。以上资料作为正常对照值。

6. 复制急性右心衰竭模型

（1）按照 0.5mL/kg 的剂量，自耳缘静脉注射加温至 38℃的液状石蜡（0.1mL/ 分），密切观察各项生理指标有何变化。当血压有明显下降或中心静脉压有明显上升时，立即停止注射，观察 5 分钟。

（2）待动物的血压、呼吸稳定后，以 180～200 滴 / 分的速度快速静脉滴注 37℃生理盐水。输液过程中观察各项生理指标变化，输液量每增加 25mL/kg 记录一次指标，待血压有明显进行性下降或中心静脉压有明显的升高时进行分组。

7. 分组处理

（1）继续输液组：该组继续输液直至动物死亡，挤压动物胸壁，以观察气管内有无分泌物溢出，并注意其性状。随后，剖开其胸、腹腔（操作时注意避免损伤脏器和大血管），观察是否存在胸腔积液、腹水及其量；同时，观察心脏各腔体积变化、肺脏的外观和切面观、肠系膜血管充盈情况、肠壁有无水肿现象，以及肝脏体积和外观情况。最后，剪破腔静脉以放血，并观察此时肝脏和心腔体积的变化情况。

（2）药物治疗组：该组实验动物根据其实验状况分阶段进行抢救，抢救方案需要自行选择和设计。治疗方案包括以下内容。

1）强心：洋地黄（0.3～0.5mL/kg），静脉滴注。

2）利尿：呋塞米（0.4mL/kg），缓慢静脉滴注。

3）扩血管：10mg 硝酸异山梨酯，加入 200mL 生理盐水，以 30μg/ 分静脉滴注。

【注意事项】

1. 液状石蜡必须进行加温处理，以降低其黏滞性，确保注入后能形成细小的栓子。

2. 栓塞剂的注入量对于急性心力衰竭模型的复制至关重要。注入过少往往需要补充大量液体，而注入过量时则可能造成动物的立即死亡。因此，在注入过程中需缓慢操作，并密切观察血压、中心静脉压的变化。

3. 输液时注意观察各项指标，并根据实际情况在不同时段及时采取抢救措施。

【分析与思考】

1. 为何通过耳缘静脉注射液状石蜡及快速输液会引起急性右心衰竭？

2. 右心衰竭的临床表现有哪些？与左心衰竭相比，两者有何区别？为什么？

3. 选择抢救方案的病理生理学基础是什么？所选抢救药物的药理作用分别是什么？

实验五　离子和药物对离体蛙心节律活动的影响

【实验目的】

1. 学会离体蛙心灌流的方法。

2. 观察 K^+、Na^+、Ca^{2+} 三种离子，酸碱度，温度以及肾上腺素、乙酰胆碱等递质对心脏活动的影响。

【实验原理】

心脏的正常节律性活动必须在一个适宜的理化环境里才能维持。一旦适宜的环境被干扰或破坏，心脏活动便可能受到影响。心脏同时受到交感神经和迷走神经的双重支配。交感神经兴奋时，其末梢释放去甲肾上腺素，导致心肌收缩力增强、传导速度增快、心率加快；而迷走神经兴奋时，其末梢释放乙酰胆碱，使心肌收缩力减弱、心率减慢。对于失去神经支配的蛙心，在适宜的环境中，它能在一定时间内保持节律性的收缩和舒张。改变灌流液的理化特性或成分，可以观察到心脏活动发生相应变化。

【实验对象】

牛蛙。

【实验材料】

1. 实验器材　蛙类手术器械、玻璃蛙心插管、铁支架、蛙心夹、万能滑轮、丝线、张力换能器、生物信号采集与处理系统等。

2. 实验试剂　任氏液、0.5% 肝素化任氏液、0.65% 氯化钠、3% 氯化钙、1% 氯化钾、3% 乳酸、

2.5% 碳酸氢钠、1∶10 000 肾上腺素、1∶10 000 乙酰胆碱、1∶10 000 异丙肾上腺素、0.1% 普萘洛尔、0.1% 阿托品等。

【方法与步骤】

1. 离体蛙心制备

(1) 选取 1 只牛蛙，破坏其脑和脊髓后，使其仰卧并固定在蛙板上。使用粗剪刀打开腹腔，沿剑突向上剪断胸骨，充分暴露心脏。用眼科镊提起心包膜，并游离心包膜。

(2) 在右主动脉干下方穿引一根丝线，左主动脉干下方穿引两根丝线。结扎右主动脉干，其中一根丝线结扎左主动脉干的远心端，并作为插管时的牵引线，另一根丝线则在动脉圆锥上方系一松结，用于结扎固定蛙心插管。

(3) 左手持左主动脉干远心端的结扎线，用眼科剪在松结上方左主动脉根部剪一小斜口。右手将盛有少许任氏液、大小适宜的蛙心插管由此剪口处插入动脉圆锥。当插管头到达动脉圆锥时，稍稍后退插管并转向心室中央上方，在心室收缩期时插入心室。判断插管是否成功进入心室的方法是观察插管内的任氏液的液面是否能随心室的舒张和收缩而上下波动。如插管已进入心室，则将预先准备好的松结扎紧，并固定在蛙心插管的侧钩上，以免蛙心插管脱落或滑出心室。最后剪断主动脉左右分支(图 4-5-1)。

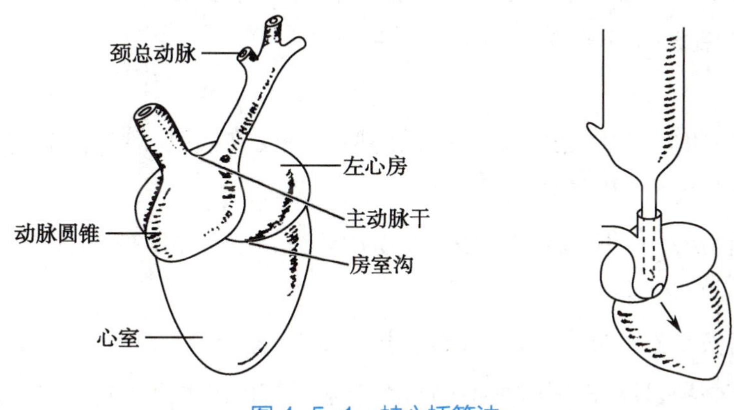

图 4-5-1　蛙心插管法

(4) 轻轻提起蛙心插管以抬高心脏位置，用一根丝线在静脉窦与腔静脉交界处进行结扎。在结扎时，丝线应尽量下压，以免伤及静脉窦，在结扎线外侧剪断所有相连组织，将蛙心完全游离。

(5) 用 0.5% 肝素化任氏液反复换洗心室内液体，直至心室内残留血液洗净为止。此时，离体蛙心已制备成功，可供后续实验操作。

2. 仪器装置与连接　仪器装置固定在铁支架上，然后用蛙心夹在心室舒张期夹住心尖部位。接着，将蛙心的线头通过定滑轮连至张力换能器的应变梁上，确保此线应具有一定的紧松度，然后将换能器连至放大器通道Ⅰ。

3. 启动生物信号采集与处理系统

(1) 在"实验项目"菜单中选择"循环实验"菜单项，以弹出"循环实验"子菜单。

(2) 在"循环实验"子菜单中选择"蛙心灌流"实验模块。

(3) 根据信号窗口中显示的心肌收缩波形，适当调节心脏插管的位置或实验参数，以获取最佳的实验效果。

4. 实验项目

（1）描记正常心搏曲线。

（2）将蛙心插管内的任氏液全部吸出，并置换为0.65%氯化钠，观察蛙心收缩曲线的改变。当曲线出现变化后，立即换新鲜任氏液使其恢复正常状态。

（3）向装有任氏液的蛙心插管内滴加3%氯化钙1～2滴，观察蛙心收缩曲线的改变。

（4）向装有任氏液的蛙心插管内滴加1%氯化钾1～2滴，观察蛙心收缩曲线的改变。

（5）向装有任氏液的蛙心插管内滴加1∶10 000肾上腺素1～2滴，观察蛙心收缩曲线的改变。

（6）向装有任氏液的蛙心插管内滴加1∶10 000乙酰胆碱1～2滴，观察蛙心收缩曲线的改变，当曲线出现变化后加入0.1%阿托品，再次观察蛙心收缩曲线的改变。

（7）向装有任氏液的蛙心插管内滴加1∶10 000异丙肾上腺素，观察蛙心收缩曲线的改变，当曲线出现变化后加入0.1%普萘洛尔，再次观察蛙心收缩曲线的改变。

（8）向装有任氏液的蛙心插管内滴加3%乳酸1～2滴，观察蛙心收缩曲线的改变，当曲线出现变化后加入2.5%碳酸氢钠1～2滴，再次观察蛙心收缩曲线的改变。

（9）将插管内的任氏液全部置换成40℃的任氏液，观察蛙心收缩曲线的改变。

（10）将插管内的任氏液全部置换上4℃的任氏液，观察蛙心收缩曲线的改变。

（11）改变插管内液面的高度，观察蛙心收缩曲线的改变。

【注意事项】

1. 在进行心室插管时，应避免强行插入，以免戳穿心壁；在摘取心脏时，应避免损伤静脉窦。

2. 在每个实验观察前后，都应用任氏液进行对照记录。

3. 各种药液滴管应专用，不可混淆使用。每次滴药后，最好使用洗净的玻璃棒搅动几下，以免药液浮在上层，不易进入心脏。

4. 每次滴加的溶液量不可过多，以刚好能引起效应为度。

5. 除最后一项实验项目以外，其他所有项目都要求插管内的液面保持相同的高度。

【分析与思考】

1. 试述K^+、Na^+、Ca^{2+}三种离子对心脏活动的影响。

2. 试述肾上腺素受体激动药和肾上腺素受体阻断剂对离体心脏的影响。

3. 试述酸碱度、温度、液面高度对离体心脏的影响。

实验六　呼吸衰竭模型的复制

【实验目的】

1. 掌握复制呼吸衰竭动物模型的方法。

2. 观察动物在呼吸衰竭状态下血气和呼吸的变化，并分析其机制。

3. 学会动脉取血的方法，了解血气测定的原理及方法。

【实验原理】

呼吸功能不全的失代偿阶段称呼吸衰竭，是由于各种原因引起的外呼吸功能严重障碍，导致 PaO_2 ＜ 60mmHg，或伴有 $PaCO_2$ ＞ 50mmHg 的病理过程。呼吸衰竭可分为Ⅰ型呼吸衰竭（单纯低氧血症型 PaO_2 ＜ 60mmHg）和Ⅱ型呼吸衰竭（低氧血症伴高碳酸血症型 PaO_2 ＜ 60mmHg，$PaCO_2$ ＞ 50mmHg）。其发病机制包括：①肺通气功能障碍（如限制性通气不足和阻塞性通气不足）；②肺换气功能障碍（弥散障碍、肺泡通气 / 血流比例失调和解剖分流增加）。

本实验通过夹闭气管造成动物窒息、制造开放性气胸、使用吗啡类药物、静脉注射油酸以及气管滴注高渗溶液等方法，复制通气功能障碍、气体弥散障碍及肺泡通气 / 血流比例失调所引起的Ⅰ型与Ⅱ型呼吸衰竭模型。

【实验对象】

家兔，雌雄不拘，体重 2.0～3.0kg。

【实验材料】

1. 实验器材　兔手术台、家兔手术器械、注射器（1mL、10mL、20mL、50mL、100mL）、丝线、生物信号采集与处理系统、压力换能器、呼吸换能器、气管套管、水检压计（连接带三通的 16 号针头）、听诊器等。

2. 实验试剂　20% 氨基甲酸乙酯、0.2% 肝素生理盐水、生理盐水、哌替啶、尼可刹米、油酸、25% 葡萄糖等。

【方法与步骤】

1. 称重、麻醉与固定　家兔称重后，按 5mL/kg 剂量经耳缘静脉注射 20% 氨基甲酸乙酯，麻醉后将其仰卧固定在兔手术台上。

2. 气管插管　颈部剪毛备皮；用手术刀（或手术剪）在甲状软骨与胸骨之间沿颈正中线做一 3～5cm 切口；用血管钳分离皮下结缔组织和肌层，暴露气管；分离气管与食管，用手术剪将气管前壁横向切开，再向头端做一小口，呈"⊥"形，将适当口径的气管插管由切口向胸端插入气管内，用丝线结扎并在插管的侧管上打结，防止气管插管滑出。气管插管一端与呼吸换能器连接。

3. 血管插管　分离左侧颈总动脉和右侧颈外静脉。在左侧颈总动脉插入连接有压力换能器的动脉插管（内含 0.2% 肝素生理盐水），并固定好，用于记录血压。在右侧颈外静脉插入 5～6cm 长的静脉导管，通过三通管连接中心静脉压测压计和输液装置。在不进行测压时，将导管与输液装置连通，静脉滴注生理盐水（5～10 滴 / 分），保持导管通畅。

4. 尿道插管　将导尿管头端涂上少量液状石蜡后，从尿道口插入，见尿流出后即可，插入长度为 10～12cm。见尿流出后接入带有刻度的烧杯内。

5. 复制呼吸衰竭模型　以下各观察项目可酌情分组进行实验。

（1）复制阻塞性通气障碍：用动脉夹或血管钳夹闭气管套管的 2/3 缩窄家兔气管，以模拟部分气管阻塞，使家兔处于不完全窒息 8～10 分钟。在此期间，颈动脉取血进行血气分析，并观察描记呼吸曲线变化。随后立即解除不完全窒息，待动物恢复 10～15 分钟后，再次取血进行血气分析及记录呼吸曲线变化。

（2）复制气胸引起限制性通气不足：用连接在水检压计上的 16 号穿刺针头，在家兔右胸第 4～5 肋间隙与腋前线交界处刺入胸膜腔（注意打开三通管开关使穿刺针与水检压计相通）。操作时避免用力过猛，进针方向应与胸壁垂直，进针 1～1.5cm。当针头进入胸膜腔时可有落空感，同时水检压计出现负压并随呼吸波动。固定针头后，将三通阀旋转至连通胸膜腔方向，用 50mL 注射器向胸膜腔内注入 50mL 空气，观察胸膜腔内压力变化。造成右侧闭合性气胸 10 分钟后，取动脉血作血气分析，同时观察并描记呼吸频率及幅度。然后用 50mL 注射器将胸膜腔内空气抽尽，拔出针头。等候 10 分钟左右待动物恢复正常，再取动脉血进行血气分析。

（3）使用呼吸中枢抑制药

1）耳缘静脉注射吗啡类药物，如 5% 哌替啶（0.3mL/kg），观察呼吸运动改变。当变化明显时，取血进行血气分析。

2）当呼吸出现变化时，立刻静脉注射 12.5% 尼可刹米（0.4mL/kg），继续观察呼吸运动的变化。

（4）复制肺换气功能障碍

1）油酸肺模型：自耳缘静脉注射油酸 0.3mL/kg，30 分钟后再追加 0.2mL。在注入后 20 分钟和 40 分钟分别抽取动脉血进行血气分析，观察并描记呼吸波形变化。

2）高渗葡萄糖引起肺水肿：将兔手术台头端抬高约 30°，保持气管正中位置，用 2mL 注射器抽取 25% 葡萄糖 2mL，将针头插入气管插管分叉处，将 25% 葡萄糖 5 分钟缓慢滴入气管内，造成渗透性肺水肿。在此期间注意用听诊器听诊肺部是否有湿啰音出现，并观察呼吸改变和气管插管内是否有粉红色泡沫液体溢出。一旦出现白色或粉红色泡沫液体，立即取血进行血气分析并观察和描记呼吸波形的变化。

3）当家兔出现上述典型症状后，采用过量麻醉，处死实验动物，同时夹住气管，避免气管内液体从插管处流出。打开胸腔，取出肺（注意勿挤压和损伤肺），用滤纸吸去肺表面水分后称取肺重，计算肺系数。然后，肉眼观察肺脏外观改变并切开肺，注意有无泡沫液体流出。

【注意事项】

1. 在造成动物不完全窒息 10 分钟后，必须立即取血并观察记录呼吸变化。待各项指标记录完毕后，再解除不完全窒息状态。切勿在尚未放血及记录之前就放开弹簧夹或血管钳。

2. 在进行血气分析时，血液标本切勿与空气接触，以免影响结果。

3. 在复制渗透性肺水肿时，滴入 25% 葡萄糖的速度务必缓慢，以免造成呼吸道阻塞而使动物迅速死亡。

4. 在解剖取肺时，应事先夹住气管，并注意避免损伤肺表面和挤压肺组织，以防止水肿液流出影响肺系数值的计算。

【分析与思考】

1. 窒息、气胸、肺水肿分别通过哪些机制引起呼吸衰竭？其血气如何变化？为什么？

2. 在本实验的各个模型中，分别发生了哪些类型的酸碱平衡紊乱？

3. 在治疗Ⅰ型和Ⅱ型呼吸衰竭模型时，氧疗有何不同？为什么？

4. 油酸复制家兔急性肺损伤的机制是什么？

实验七　急性肾衰竭模型的复制

【实验目的】

1. 学会复制急性肾衰竭动物模型的方法。

2. 了解肾脏在急性缺血时泌尿功能的改变特征。

【实验原理】

肾脏的主要功能之一是泌尿，它通过调节肾血流量、肾小球滤过率、肾小管重吸收和分泌功能，排泄机体内代谢产物，从而维持内环境的稳定。动脉血压与血容量的变化，以及肾脏自身的调节机制和神经体液因素的变化，均可影响肾脏尿液生成。当肾血流量减少、肾小球滤过率下降或肾小管重吸收功能障碍时，肾脏的泌尿功能将受到影响，可能导致肾功能不全严重时，可进展为急性或慢性肾功能衰竭。

【实验对象】

雄性家兔，体重2.0～3.0kg。

【实验材料】

1. 实验器材　兔手术台、家兔手术器械、注射器（1mL、2mL、5mL、10mL）、丝线、纱布、静脉输液装置、生物信号采集与处理系统、压力换能器等。

2. 实验试剂　20%氨基甲酸乙酯、生理盐水、0.2%肝素生理盐水等。

【方法与步骤】

1. 称重、麻醉与固定　家兔称重后，按照5mL/kg剂量经耳缘静脉注射20%氨基甲酸乙酯，麻醉后将其仰卧固定在兔手术台上。

2. 气管插管　颈部剪毛备皮；用手术刀（或手术剪）在甲状软骨与胸骨之间沿颈正中线做一3～5cm切口；用血管钳分离皮下结缔组织和肌层，暴露气管；分离气管与食管，用手术剪将气管前壁横向切开，再向头端做一小口，呈“⊥”形，将适当口径的气管插管由切口向胸端插入气管内，用丝线结扎并在插管的侧管上打结，防止气管插管滑出。

3. 血管插管　分离左侧颈总动脉和右侧颈外静脉。在左侧颈总动脉插入连接有压力换能器的动脉插管（内含0.2%肝素生理盐水），并固定好，用于记录血压。在右侧颈外静脉插入5～6cm长的静脉导管，通过三通管连接中心静脉压测压计和输液装置。在不进行测压时，将导管与输液装置连通，静脉滴注生理盐水（5～10滴/分），保持导管通畅。

4. 尿道插管　将导尿管头端涂上少量液状石蜡后，从尿道口插入，见尿流出后即可，插入长度为10～12cm。

5. 术后准备与样本采集　手术完成后，使动物安静5分钟，调整各记录装置，记录动脉血压和尿量作为正常对照。分别采集血液、尿液样本，测定正常血肌酐、尿肌酐及血尿素氮浓度。

6. 实验项目

（1）沿着腹部正中线纵行剪开皮肤，切口长度为4～5cm。沿腹白线打开腹腔，轻柔地将腹腔内容物推向右侧，暴露左肾和左肾蒂等组织，分离左肾动脉约1cm并穿线备用；同样方法分离右肾动脉后，在左右肾动脉上同时安置一动脉夹，阻断肾脏的血液供应60分钟；造成肾动脉狭窄、肾血液灌流量急剧减少的病理状态。

（2）腹腔内放置林格液（10mL/kg），关闭腹腔。

（3）手术结束后，立即由耳缘静脉注射肝素（400U/kg）。

（4）30分钟后，采集血和尿液样本，测量血肌酐、尿肌酐及血尿素氮浓度。移除左右肾动脉夹，观察并确认肾血流恢复后，关闭腹部伤口。

（5）继续观察60分钟，在此期间每30分钟采集血液、尿液样本进行检测，并记录其他各观察指标。

（6）完成最后一次指标采集后，采用过量麻醉处死实验动物，结束实验。

【注意事项】

1. 可选择体重在2.0kg左右的家兔。实验前应使家兔多饮水、多喂青菜（或灌胃40～50mL清水），以增加其基础尿量。

2. 操作过程中应轻柔，防止尿道黏膜水肿和损伤；导尿管插入深度以能顺利引出尿液为准，如尿液流出不畅可适当调整导尿管位置。

【分析与思考】

1. 夹闭双侧肾动脉引起肾功能衰竭的机制是什么？

2. 阐明急性肾功能衰竭时，血肌酐和尿肌酐变化的机制及其临床意义。

3. 对比正常组家兔肾脏与模型组家兔肾脏外观及切面形态学上的差异。

4. 肾功能衰竭模型复制成功后，家兔出现了哪些类型的酸碱平衡紊乱？并解释其机制。

实验八　氨在肝性脑病发病机制中的作用

【实验目的】

1. 观察肝脏对氨的解毒作用。

2. 掌握氨在肝性脑病发病机制中的作用。

3. 探讨谷氨酸钠和酸性溶液的治疗效果，并解析其病理生理学基础。

【实验原理】

肝性脑病是一种继发于严重肝脏疾病的神经精神综合征，氨中毒学说是目前解释肝性脑病发病机制的主要学说之一。该学说认为，在严重肝细胞受损或慢性肝硬化等病理状态下，由于血氨清除不足或生成增多，可使血氧水平增高。升高的血氨可经血脑屏障，进入脑组织，进而导致肝性脑病。临床上，患者主要表现为中枢神经系统功能障碍，可引起精神神经症状，严重时甚至昏迷死亡。

【实验对象】

家兔，雌雄不拘，体重2.0～3.0kg。

【实验材料】

1. **实验器材**　家兔手术器械、兔手术台、注射器（5mL、10mL、20mL）、粗丝线等。

2. **实验试剂**　1%普鲁卡因、复方氯化铵溶液、复方氯化钠溶液、复方谷氨酸钠溶液、3%乳酸等。

【方法与步骤】

实验分为四组进行。

1. 第一组　家兔肝叶大部分切除后，肠腔内注入复方氯化铵溶液。

（1）称重固定。

（2）上腹部手术：①剪去上腹部正中线附近的被毛，在剑突下沿腹正中线注射 1% 普鲁卡因进行局部浸润麻醉。②上腹正中切口，即从胸骨剑突起，沿腹白线向下做一 5～7cm 的切口。③逐层切开后，剪开腹膜，即可观察到位于右上腹部的红褐色肝。向下压迫肝，剪断连接肝与横膈之间的镰状韧带。再将肝叶上翻（图 4-8-1），并用手剥离肝胃韧带，使肝叶完全游离。④用粗丝线结扎肝左外叶、左中叶、右中叶（含胆囊叶）和方形叶的根部，以阻断血流，待结扎的肝叶颜色变为暗褐色，剪除这 4 叶肝脏（仅留下右外叶和尾状叶），从而完成肝大部分切除手术。⑤沿胃幽门向下找到十二指肠，并其下穿一粗丝线，利用皮钳对合夹住腹壁切口，暂时关闭腹腔。

（3）观察动物状态：腹部手术完毕后，待动物稳定 5～10 分钟，然后观察、并记录动物的各项指标，包括观察家兔一般情况、角膜反射及对疼痛刺激反应等。

（4）模型复制：每隔 5 分钟松开皮钳，将穿有十二指肠的丝线提出，并向十二指肠腔内注射 5mL 复方氯化铵溶液。仔细观察动物情况，包括反应性、肌紧张、震颤、抽搐、角弓反张、角膜反射、呼吸及存活情况的变化。记录从开始向肠腔注药直至出现角弓反张、角膜反射消失及昏迷的时间，以及注射复方氯化铵溶液总药量。据此计算出每千克体重用药量。

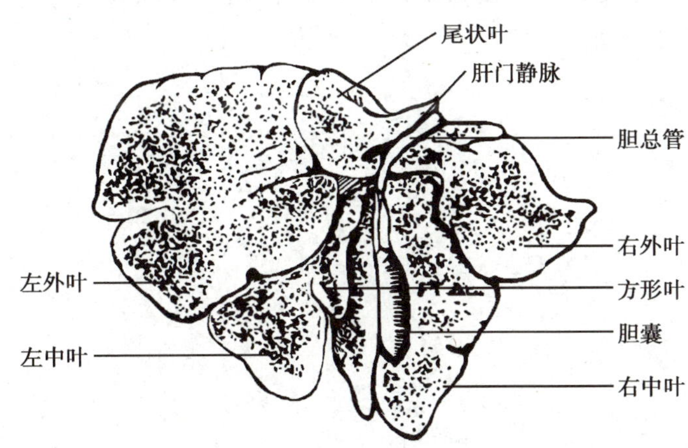

图 4-8-1　兔肝脏背面示意图

2. 第二组　家兔手术方法同第一组，游离肝脏但不结扎肝脏，作为假手术组。术后用同样方法向十二指肠肠腔内注射与第一组相同剂量的复方氯化铵溶液，并观察动物一般情况。

3. 第三组　家兔进行肝大部分切除后（手术方法同第一组），以相同方法向十二指肠肠腔内注入复方氯化钠溶液，剂量同第一组，并观察动物一般状况。

4. 第四组　家兔进行肝叶大部分切除后（手术方法同第一组），以相同方法向十二指肠肠腔内注入复方氯化铵溶液，剂量同第一组，并观察动物一般状况，特别注意有无反应性增强直至抽搐痉挛发作。随后，由耳缘静脉缓慢注射复方谷氨酸钠溶液（3mL/kg），并向十二指肠注入 3% 乳酸（5mL/kg）。观察并记录治疗后症状有无缓解。

5. 其他治疗方案　可自行根据所学的知识设计治疗方案。

【注意事项】

1. 由于兔肝脏质地脆弱，易破裂出血，因此在游离肝脏时应动作轻柔，以免肝叶破裂出血。
2. 在剪镰状韧带时，谨防损伤横膈。
3. 结扎线应扎于肝叶根部，避免勒破肝叶，并确保结扎牢固。
4. 向十二指肠肠腔注射复方氯化铵溶液时，注意避免刺破肠腔使液体漏入腹腔。
5. 抽取复方氯化铵后，应及时盖上瓶塞，以防试剂挥发失效，影响实验结果。
6. 本实验不进行全身麻醉，以免影响对动物状态的观察。

【分析与思考】

1. 复方氯化铵溶液引起肝性脑病的发生机制是什么？
2. 实验性肝性脑病家兔的主要症状有哪些？这些症状出现的机制是什么？
3. 为什么在实验中所用的复方氯化钠溶液和复方氯化铵溶液要加入葡萄糖和碳酸氢钠？
4. 实验性肝性脑病治疗用药的病理生理学基础是什么？

附：溶液配制

1. **复方氯化铵溶液**　氯化铵 25g，碳酸氢钠 15g，葡萄糖 50g 加蒸馏水至 1 000mL。
2. **复方氯化钠溶液**　氯化钠 25g，碳酸氢钠 15g，葡萄糖 50g 加蒸馏水至 1 000mL。
3. **谷氨酸钠溶液**　谷氨酸钠 25g，葡萄糖 50g 加蒸馏水至 1 000mL。

第五章

生物化学实验

实验一　硫酸铜标准曲线的制作

【实验目的】

1. 掌握比色法的基本原理及其应用范围。

2. 掌握标准曲线的绘制方法及其在实际操作中的意义。

3. 熟练掌握分光光度计的使用。

【实验原理】

许多物质的溶液具有颜色，且溶液颜色的深浅与其所含物质的浓度成正比。可通过比较溶液颜色的深浅来测定溶液中物质浓度，这种方法称为比色分析法。无论是将待测的有色物质配制成溶液，还是将无色物质与某些化学试剂反应形成有色溶液，均可利用比色分析法测定物质的浓度。

有色溶液之所以呈现特定的颜色，是由于溶液中的物质会选择性地吸收一定波长的光，并透过其他波长光的结果。利用物质对特定波长光的吸收程度来测定物质浓度的方法，则称为分光光度法，所使用的仪器称为分光光度计。

通过配制一系列浓度梯度的标准溶液，在特定的吸收波长下分别测定其吸光度值，绘制标准曲线。若被测物质对光的吸收符合朗伯-比尔定律，则必然得到一条通过原点的直线的标准曲线，亦称工作曲线。

硫酸铜标准曲线实验利用了硫酸铜溶液对光的吸收特性来建立浓度与吸光度之间的关系。通过配制一系列浓度梯度的硫酸铜溶液并测量这些溶液的吸光度，进而绘制出浓度与吸光度之间的标准曲线。这条曲线直观地显示了硫酸铜溶液浓度与其吸光度之间的线性关系。通过标准曲线，可以根据未知样品的吸光度值确定其浓度。这种方法提供了准确的定量分析手段，确保了实验数据的可靠性。

【实验材料】

1. 实验器材　中试管、刻度吸量管、1cm 比色杯、分光光度计、坐标纸、尺子、铅笔。

2. 实验试剂　硫酸溶液（0.05mol/L）、未知浓度硫酸铜溶液和硫酸铜标准液（含铜量 20 000μg/mL）。

【方法与步骤】

1. 取 4 支干净的中试管进行编号，按表 5-1-1 配制不同浓度的硫酸铜溶液。

表 5-1-1 溶液配制表

试管	标准液体积 /mL	0.05mol/L H_2SO_4/mL	标准液浓度（硫酸铜溶液浓度）/（μg · mL^{-1}）
1	0.25	4.75	1 000
2	0.50	4.50	2 000
3	0.75	4.25	3 000
4	1.00	4.00	4 000

2. 比色　打开分光光度计电源，调整波长为 690nm，选用 1cm 厚的比色杯，并用 0.05mol/L 硫酸溶液作空白调零，随后测定 1～4 号管中溶液的吸光度（A）。在相同条件下，还需要测出未知浓度硫酸铜溶液的吸光度（$A_{未}$）。

3. 结果记录　见表 5-1-2。

表 5-1-2 吸光度记录表

试管	A			
	A_1	A_2	A_3	A 的平均值
1				
2				
3				
4				
未知浓度硫酸铜溶液				

4. 绘制标准曲线　以 A 的平均值为纵坐标，硫酸铜溶液浓度（C）为横坐标，在坐标纸上绘制出硫酸铜的标准曲线，并根据标准曲线查出未知硫酸铜的浓度。

【注意事项】

1. 溶液取量必须准确。
2. 测吸光度时要连续测量 3 次，并算出平均值记录在表格内。
3. 绘制标准曲线时，如果各点无法连接成一条直线，请以最小二乘法原则，连接成一条通过原点的直线。
4. 每次测量吸光度时，分光光度计均需要调零。
5. 实验报告中，除原始数据记录以外，还应绘制出硫酸铜标准曲线。

【分析与思考】

为什么标准曲线有其浓度范围限制？如果样品的浓度超出了这个范围，如何通过稀释样品来解决这个问题？

附：溶液配制

硫酸铜标准液（含铜量 20 000μg/mL）：精确称取 $CuSO_4 \cdot 5H_2O$ 39.261g，置于 100mL 烧杯中，用 0.05mol/L 硫酸溶液溶解后，移入 500mL 容量瓶中。用少量 0.05mol/L 硫酸溶液冲洗烧杯 3 次，将洗液一并倒入容量瓶中，再用 0.05mol/L 硫酸溶液定容至 500mL 容量瓶，充分混匀，放阴凉处备用。

实验二　血清蛋白醋酸纤维薄膜电泳

【实验目的】

1. 掌握醋酸薄膜电泳分离血清蛋白的方法。

2. 熟悉电泳的原理及其影响因素。

【实验原理】

电泳是指带电颗粒在电场力的作用下，向着与其电荷相反的电极方向移动的现象。由于血清蛋白质的等电点均低于 pH 7.0，因此在电泳时常采用 pH 8.6 的缓冲液。在此条件下，蛋白质解离为负离子，并在电场中向正极移动。因各种血清蛋白的等电点不同，在同一 pH 下它们带电数量不同及分子大小存在差异，故它们在电场中的移动速度不同。具体而言，分子小且带电荷多的蛋白质泳动速度较快，而分子大且带电荷少的泳动速度较慢，从而可将血清蛋白分离成数条区带。

醋酸纤维薄膜具有均一的泡沫状结构（厚 120μm），其渗透性强，对分子移动几乎无阻力。作为区带电泳的支持物，醋酸纤维薄膜具有用样量少、分离清晰、无吸附作用、应用范围广和快速简便等优点。目前，该技术已广泛用于血清蛋白、脂蛋白、血红蛋白、糖蛋白等多种生物大分子的分离和免疫电泳等领域。

通过醋酸纤维薄膜电泳，血清蛋白可被分离为：清蛋白及 α1-球蛋白、α2-球蛋白、β-球蛋白、γ-球蛋白 5 条区带。将电泳后的薄膜置于染色液中，可使蛋白质固定并染色。随后，不仅可看到清晰的色带，还可将色带分别溶于碱溶液，通过比色测定计算出血清蛋白的百分含量。

【实验对象】

家兔血清样本。

【实验材料】

1. 实验器材　醋酸纤维薄膜、电泳仪、电泳槽等。

2. 实验试剂　巴比妥缓冲液、氨基黑染色液、漂洗液、洗脱液、透明液等。

【方法与步骤】

1. 准备与点样　将 2.5cm × 8cm 的醋酸纤维薄膜条充分浸透于巴比妥缓冲液中，取出后用滤纸吸干。在无光泽面，距膜端 1.5cm 处，用点样器蘸取血清（量不可太多）后，并迅速在点样线上轻压一下，使血清通过点样器均匀印吸在薄膜上，点样时用力须均匀。待血清渗入薄膜后，将薄膜两端紧贴在 4 层的滤纸桥上（点样面朝上），加盖平衡 2～3 分钟，然后通电源进行电泳。

2. 电泳　调节电压至 110～160V，电流密度为 0.4～0.6mA/cm^2 宽，电泳时间 45～60 分钟。

3. 染色　电泳完毕后，关闭电源，将薄膜取出，直接浸入氨基黑染色液中 3～5 分钟。然后，取出用漂洗液浸洗 3～4 次，直至背景完全无色为止。

4. 定量　取 6 支长试管并编号。将漂洗后的薄膜夹于滤纸中吸干水分，然后分别剪下各蛋白区带，并剪一块未着色的空白区作为空白对照。将各蛋白区带和空白对照分别置于各试管中，每管加入 0.4mol/L 氢氧化钠 4mL。在 37℃水浴中反复振摇以充分洗脱蛋白质，并使用 600nm 波长的光进行比色。以空白管调整吸光度到零点，读取各管的吸光度，并计算各蛋白的百分比。

5. 计算　吸光度总和(T)$T=A+\alpha 1+\alpha 2+\beta+\gamma$

$$清蛋白(\%)=\frac{A}{T}\times 100 \qquad \alpha 1\text{-球蛋白}(\%)=\frac{\alpha 1}{T}\times 100$$

$$\alpha 2\text{-球蛋白}(\%)=\frac{\alpha 2}{T}\times 100 \qquad \beta\text{-球蛋白}(\%)=\frac{\beta}{T}\times 100$$

$$\gamma\text{-球蛋白}(\%)=\frac{\gamma}{T}\times 100$$

正常值：清蛋白 61%～71%，α1-球蛋白 3%～4%，α2-球蛋白 6%～10%，β-球蛋白 7%～11%，γ-球蛋白 9%～18%。

【注意事项】

1. 血清标本应保持新鲜，避免溶血现象。
2. 血清样品应点于醋酸纤维素薄膜的表面。
3. 电泳时，醋酸纤维素薄膜的点样端应置于负极。

【分析与思考】

1. 血清蛋白质电泳时速度会受到哪些因素的影响？
2. 在肝硬化和肾病综合征等病理状态下，血清蛋白的种类会发生什么变化？

附：溶液配制

1. 巴比妥缓冲液(pH 8.6，离子强度 0.06)　取巴比妥酸钠 12.7g 和巴比妥 1.66g，置于烧杯中，加蒸馏水 400～500mL，加热溶解后冷却，再用蒸馏水稀释至 1 000mL。

2. 氨基黑染色液　氨基黑 10B 0.5g、甲醇 50mL、冰醋酸 10mL 和蒸馏水 40mL，充分混匀。

3. 漂洗液　甲醇或乙醇 45mL、冰醋酸 5mL 和蒸馏水 50mL，充分混匀。

4. 洗脱液　0.4mol/L 氢氧化钠。

5. 透明液　冰醋酸 25mL 和 95% 乙醇 75mL，充分混匀。

实验三　pH 对唾液淀粉酶活性的影响

【实验目的】

1. 了解 pH 与酶活性的关系。
2. 了解测定唾液淀粉酶的原理和方法。
3. 学会应用唾液淀粉酶的取材、水浴保温、混匀等操作技术。

【实验原理】

酶的本质是蛋白质，不能耐受强酸或强碱的作用。即使在不导致酶变性的 pH 范围内，酶也仅在一定狭小 pH 范围内或某个特定的 pH 上显示最大的活性。一般把酶活性达最大时溶液的 pH，称为该酶的最适 pH。一旦离开这个 pH 范围，无论是偏酸或偏碱，酶活性均显著降低。各种酶的最适 pH

不同，例如，胃蛋白酶的最适 pH 为 1.5～2.2，胰蛋白酶的最适 pH 为 7.8～8.7，唾液淀粉酶的最适 pH 为 6.8。

通过唾液淀粉酶的作用，显示出 pH 对酶活性的影响。唾液淀粉酶能使淀粉逐步水解为大小不同的糊精及麦芽糖。这些水解产物遇碘呈不同的颜色。例如，直链淀粉（即可溶性淀粉）遇碘呈蓝色；糊精则根据分子从大到小的顺序，遇碘可呈蓝色、紫色、暗褐色和红色；最小的糊精和麦芽糖遇碘不呈现颜色。当唾液淀粉酶与淀粉在不同的 pH 条件下混合保温一定时间后，可以利用淀粉及其水解产物对碘的呈色反应，以测定淀粉的水解程度，从而推知 pH 对唾液淀粉酶活性的影响，并确定唾液淀粉酶最适的 pH 范围。

【实验对象】

人体唾液样本。

【实验材料】

1. 实验器材　吸量管（10mL、5mL）、试管、试管架、反应板、滴管、恒温水浴锅、漏斗等。

2. 实验试剂　唾液、稀碘液［碘化钾 10g（助溶）、碘（片）5g 溶于 100mL 蒸馏水中，使用时稀释 5 倍］、新配制的 0.5% 淀粉溶液（其中含 0.3% 氯化钠）、缓冲溶液（pH 分别为 5.0、6.2、6.8、7.4、8.0）（表 5-3-1）等。

表 5-3-1　不同 pH 缓冲溶液配制

单位：mL

试剂	pH				
	5.0	6.2	6.8	7.4	8.0
0.2mol/L 磷酸氢二钠液	5.15	6.61	7.73	9.08	9.72
0.1mol/L 柠檬酸液	4.85	3.39	2.27	0.92	0.28

【方法与步骤】

1. 制备稀唾液　用清水漱口，含少许蒸馏水进行咀嚼以刺激唾液分泌。取 1 个小漏斗，垫小块薄层脱脂棉，将此漏斗插于干净试管内。直接将唾液吐入漏斗过滤，取过滤的唾液约 1mL，稀释至 20mL，连同容器放在 37℃水浴中保温。

2. 混匀　选取 5 支洁净中试管，标明号码，根据表 5-3-2 加入缓冲溶液及淀粉溶液，混匀。

表 5-3-2　试管反应表

单位：mL

试剂	试管				
	1	2	3	4	5
pH 缓冲溶液（pH）	2.5（5.0）	2.5（6.2）	2.5（6.8）	2.5（7.4）	2.5（8.0）
0.5% 淀粉溶液	5	5	5	5	5

3. 加样　将各管内容物混匀后，置于 40℃恒温水浴锅中保温 5 分钟，间隔 30～60 秒摇荡试管以确保温度平衡。然后，在各试管中准确加入稀释唾液 2.5mL（从第一管开始，每管间隔 30 秒加样）。各试管在加完唾液后，应立即混匀放回 40℃恒温水浴锅中保温。

4. **加入反应液** 从第3管开始，每隔1分钟用滴管取出少量反应液（几滴），滴入盛有1～2滴碘溶液的白色反应板中。反应液的颜色通常最初呈蓝色，逐渐变紫色、紫红色及红褐色。

5. **加碘** 当第3管中的反应液刚显出橙黄色（即不再与碘发生呈色反应）时，立即向所有试管添加1～2滴碘液并混匀。加样时应尽量迅速，保证基本同时加入碘液。根据各试管所呈现的颜色，判定淀粉水解的程度，并说明pH对淀粉酶作用的影响。

【注意事项】

1. 使用的试管及其他器材必须保持清洁，刷洗后再用蒸馏水冲3次。

2. 淀粉液应加到试管底部，试管壁上不能留有淀粉颗粒，并应注意要与唾液充分混匀。

【分析与思考】

1. 什么是酶的最适pH？有何意义？

2. 酶反应的最适温度是酶的特性物理常数吗？为什么？

实验四 激动剂和抑制剂对唾液淀粉酶活性的影响

【实验目的】

1. 观察淀粉在水解过程中遇碘后溶液颜色的变化。

2. 观察不同激动剂和抑制剂对唾液淀粉酶活性的影响。

【实验原理】

酶的活性可受某些物质的影响。这些物质中，有些能够增强酶的活性，被称为酶的激动剂；而有些物质能够减弱甚至停止酶的活性，被称为酶的抑制剂。例如，Cl^-为唾液淀粉酶的激动剂，而Cu^{2+}为该酶的抑制剂。

淀粉在唾液淀粉酶的作用下被逐步水解成不同大小分子的糊精、麦芽糖、葡萄糖，水解的中间产物遇碘呈现不同的颜色，这些颜色变化可以判断淀粉酶水解淀粉是否完全。因此，这个方法可以用来定性观察不同底物、温度、pH及激动剂与抑制剂对唾液淀粉酶活性的影响。

本试验以氯化钠和硫酸铜分别作为激动剂和抑制剂，以观察其对酶活性的影响。

【实验对象】

人体唾液样本。

【实验材料】

1. **实验器材** 试管、试管架、吸量管（1mL、2mL）、恒温水浴锅等。

2. **实验试剂** 稀释10倍的唾液、0.5%淀粉溶液、稀碘溶液、1%氯化钠、1%硫酸铜。

【方法与步骤】

1. **稀唾液制备** 用清水漱口，含少许蒸馏水进行咀嚼以刺激唾液分泌。取1个小漏斗，垫小块薄层脱脂棉，将此漏斗插于干净试管内。直接将唾液吐入漏斗过滤，取过滤的唾液约1mL，稀释至20mL，连同容器放在37℃恒温水浴锅中保温。

2. **混匀** 取3支洁净中试管，标明号码，根据表5-4-1添加试剂并混匀。

表 5-4-1　试管反应表

单位：mL

试剂	试管		
	1	2	3
0.5% 淀粉溶液	1	1	1
蒸馏水		1	
1% 氯化钠	1		
1% 硫酸铜			1

3. 保温　混匀后，将 3 支试管同时放入 37℃恒温水浴锅中保温 5 分钟，使温度达到平衡。然后向各试管中加入稀唾液 0.5mL，再次混匀，并继续保温 5 分钟。

4. 观察结果　取出试管后，向各管中加入一滴碘液，摇匀后观察各管的颜色，并解释结果。

【注意事项】

反应试管应清洗干净，不同试剂及其滴管不能交叉混用。

【分析与思考】

激动剂与抑制剂对酶促反应分别有何影响？

实验五　血糖浓度的测定（Folin-Wu 法）

【实验目的】

1. 掌握 Folin-Wu 法血糖测定的原理及操作步骤。
2. 熟悉并掌握无蛋白血滤液的制备流程及原理。

【实验原理】

葡萄糖具有还原性，在无蛋白血滤液的碱性溶液中，能与硫酸铜共热，使蓝色的 Cu^{2+} 还原成氧化亚铜（Cu_2O）而出现黄绿色的混浊液。随后，Cu_2O 再使磷钼酸还原成蓝色的钼蓝，与已知浓度的葡萄糖标准液生成的钼蓝做比色测定，即可计算血液中葡萄糖的浓度。

$$C_6H_{12}O_6+Cu^{2+}\xrightarrow[\triangle]{\text{碱性}}Cu_2O\downarrow+\text{糖的氧化产物}$$

$$Cu_2O+H_3[PMo_{12}O_{40}]+H^+\rightarrow Cu^{2+}+Mo_4O_{11}+\text{其他产物}$$

由于血液中存在着大量的蛋白质，这些蛋白质会影响血糖的测定。因此，在测定血糖之前，首先去除血液中的蛋白质，即制成无蛋白血滤液。常用的去除蛋白质试剂有钨酸、三氯乙酸等。钨酸是一种生物碱试剂，可以与蛋白质的游离氨基结合生成不溶性的蛋白盐沉淀，通过过滤即可制得澄清透明的无蛋白血滤液。

$$Na_2WO_4+H_2SO_4\longrightarrow H_2WO_4+Na_2SO_4$$

$$\left\langle\begin{matrix}COOH\\NH_2\end{matrix}\right.+H_2WO_4\xrightarrow{H^+}\left(\left\langle\begin{matrix}COOH\\NH_3^+\end{matrix}\right.\right)_2WO_4^{2-}\downarrow$$

【实验对象】

家兔。

【实验材料】

1. 实验器材 试管及试管架、奥氏吸管、刻度吸管、Folin–Wu 法血糖管（也可用 10mm × 150mm 试管代替）、恒温水浴锅、分光光度计等。

2. 实验试剂 10% 钨酸钠、2/3mol/L 硫酸（滴定校正）、碱性铜盐试剂、磷钼酸试剂、葡萄糖标准液、0.25% 苯甲酸等。

【方法与步骤】

1. 无蛋白血滤液的制备 取一洁净干燥的锥形瓶，内加 7mL 蒸馏水。用奥氏吸管准确吸取抗凝血 1mL，用滤纸片擦去管尖外面的血液后，缓慢放入锥形瓶中（吸管内壁不应留下血迹）。加入 2/3mol/L 硫酸 1mL，充分混匀。再逐滴加入 10% 钨酸钠 1mL，随加随摇，使蛋白质充分沉淀。此时出现咖啡色沉淀，静置 5 分钟后用滤纸过滤到中试管中，得到无色透明滤液，即为血液被稀释 10 倍的无蛋白血滤液。

2. 血糖测定 取 4 支 Folin–Wu 法血糖管，根据表 5–5–1 进行操作。

表 5–5–1 血糖测定试剂配制表

单位：mL

试剂	试管			
	空白管	标准管	测定管 1	测定管 2
无蛋白血滤液			1.0（前）	1.0（后）
葡萄糖标准液（应用液）		1.0		
蒸馏水	1.0			
碱性铜盐试剂	1.0	1.0	1.0	1.0
混匀，置沸水浴中煮沸 8 分钟后，取出放入盛有自来水的大烧杯中迅速冷却（勿摇动）				
磷钼酸试剂	1.0	1.0	1.0	1.0

充分混匀，放置 10 分钟后，向各管加蒸馏水至 12.5mL。用 420nm 波长进行比色，以空白管调零点，记录各管吸光度读数。根据以下公式计算血糖浓度。

$$\text{血糖（mmol / L）} = \frac{\text{测定管吸光度（}A420\text{nm）}}{\text{标准管吸光度（}A420\text{nm）}} \times 0.1 \times \frac{100}{0.1} \times 0.055 = \frac{A\text{测定管}}{A\text{标准管}} \times 5.5$$

正常值：4.44～6.66mmol/L（80～120mg/dL）。

【注意事项】

1. 采血后应立即制成无蛋白血滤液，避免因放置时间较长，红细胞的酵解作用导致血糖浓度降低。

2. 煮沸前液面应达到血糖管狭窄部，若不足应加蒸馏水补至狭窄部，以减少与空气的接触面。煮沸后勿摇动，防止氧化亚铜被氧化。

3. 加入磷钼酸试剂后显色不稳定，应在15分钟内进行比色。

【分析与思考】

1. 人空腹血糖浓度是多少？机体如何调节血糖浓度？

2. 为何测定血糖要求清晨空腹？

附：溶液配制

1. **10%钨酸钠** 钨酸钠10g，加蒸馏水溶解成总量100mL，充分混匀。

2. **碱性铜盐试剂** 无水碳酸钠40g溶于400mL蒸馏水中；酒石酸7.5g溶于200mL蒸馏水中；结晶硫酸铜4.5g溶入200mL蒸馏水中。以上各试剂分别加热助溶，冷却后，先将酒石酸溶液倾入碳酸钠溶液中，充分混匀。然后，再将硫酸铜溶液缓慢加入上述混合液中。最后加蒸馏水稀释至1 000mL。

3. **磷钼酸试剂** 在烧杯内加入钼酸70g、钨酸钠10g、10%氢氧化钠400mL和蒸馏水400mL，充分混匀，煮沸至无氨味。冷却后，再加浓磷酸250mL，充分摇匀，加蒸馏水至1 000mL。摇匀后移入棕色试剂瓶中保存。

4. **葡萄糖标准液**

（1）储存液（10mg/mL）：准确称取葡萄糖1.0g，加入0.25%苯甲酸定容至100mL容量瓶，充分混匀，放4℃冰箱保存。

（2）应用液（0.1mg/mL）：准确吸取储存液1.0mL，加入0.25%苯甲酸定容至100mL容量瓶，充分混匀，放4℃冰箱备用，可保存1周。

5. **0.25%苯甲酸** 称取苯甲酸2.5g，加入煮沸的蒸馏水1 000mL，使其成为饱和溶液。冷却后，取上清液备用。

实验六 胰岛素、肾上腺素对血糖浓度的影响

【实验目的】

1. 观察并分析胰岛素和肾上腺素对血糖浓度的调节作用。

2. 了解胰岛素和肾上腺素对血糖的调节机制。

【实验原理】

在正常生理状态下，人类及哺乳动物的血糖浓度维持在一个相对稳定的水平，这对于维持体内各项生理活动的正常进行至关重要。体内血糖的恒定受各种因素的调节，其中激素调节是尤为重要的一种方式。胰岛素作为体内唯一能降低血糖的激素，既能促进葡萄糖合成糖原，又能促进糖的氧化分解。而肾上腺素、胰高血糖素、糖皮质激素以及甲状腺激素等激素能升高血糖，其中肾上腺素的作用尤为迅速、明显且持久。本实验通过向两只家兔分别注射胰岛素和肾上腺素，观察并记录注射前后家兔的静脉血中血糖浓度的变化，并对比血糖浓度在注射胰岛素前后和注射肾上腺素前后的变化。葡萄糖氧化酶法测定血糖的原理见本章“实验五 血糖浓度的测定（Folin-Wu法）”。

【实验对象】

家兔。

【实验材料】

1. 实验器材 试管、试管架、奥氏吸管、刻度吸管、Folin-Wu 法血糖管(也可以 10mm × 150mm 试管代替)、恒温水浴锅、分光光度计等。

2. 实验试剂 10% 草酸钾、肾上腺素(1mg/mL)、胰岛素(30U/mL)、75% 乙醇、10% 钨酸钠、2/3mol/L 硫酸、碱性铜盐试剂、磷钼酸试剂、葡萄糖标准液、0.25% 苯甲酸等。

【方法与步骤】

1. 称重 选取预先禁食 16 小时的甲、乙两只家兔(体重一般为 2.0～3.0kg),进行称重并记录。

2. 采血 分别从甲、乙两兔的耳缘静脉采血约 2mL,置于抗凝小瓶中(瓶内加有 10% 草酸钾 0.1mL,可使 5～10mL 血液不凝),边收集边摇。此血液样本分别为甲、乙两兔注射肾上腺素、胰岛素前的血液样本。

3. 注射激素 甲兔皮下(后腿腹股沟侧为佳)注射肾上腺素(0.3mg/kg),因肾上腺素发生作用较快,注射 15 分钟后即可取血;乙兔皮下注射胰岛素(1.5U/kg),注射 30 分钟后取血。此血液样本即为注射肾上腺素和胰岛素后的血液样本,应立即标记试管以备测定血糖。

4. 测定血糖 分别测定各血液样本的血糖浓度。取 6 支试管,根据表 5-6-1 进行操作。

表 5-6-1 试剂配制表

单位:mL

试剂	试管					
	空白管	标准管	胰岛素前	胰岛素后	肾上腺素前	肾上腺素后
无蛋白血滤液			1.0	1.0	1.0	1.0
葡萄糖标准液(应用液)		1.0				
蒸馏水	1.0					
碱性铜盐试剂	1.0	1.0	1.0	1.0	1.0	1.0
混匀,置沸水浴中煮沸 8 分钟后,取出放入盛有自来水的大烧杯中迅速冷却(勿摇动)						
磷钼酸试剂	1.0	1.0	1.0	1.0	1.0	1.0

充分混匀,放置 10 分钟后,向各管加蒸馏水至 12.5mL。用 420nm 波长进行比色,以空白管调零点,记录各管吸光度读数。根据公式计算血糖浓度[详见本章“实验五 血糖浓度的测定(Folin-Wu 法)”]。

【注意事项】

1. 注射器吸取试剂时,液体刻度应对准橡胶塞最低刻度,并在吸取药物后排出注射器中的空气,勿将空气注入实验对象体内。

2. 将 10% 草酸钾置于广口安瓿瓶底部,用于接取家兔耳缘静脉血,并用草酸钾浸润数遍广口安瓿瓶身,以防在接血过程中发生凝血。

3. 用磨具打开医用细口安瓿瓶，防止损伤皮肤。

【分析与思考】

1. 正常人如何维持血糖水平的恒定？

2. 简述胰岛素和肾上腺素调节血糖浓度的作用机制。

实验七　血清尿素氮的测定（二乙酰一肟法）

【实验目的】

1. 掌握血液中尿素氮的测定原理及操作方法。

2. 了解测定血液中尿素氮的临床意义。

【实验原理】

血液中非蛋白氮（NPN）是指血液中除蛋白质以外的含氮化合物，包括尿素、尿酸、肌酸、肌酐、氨基酸、多肽、氨、胆红素等物质中所含有的氮，其中尿素氮占其总量的一半左右。

尿素的测定方法有多种，如二乙酰一肟法、脲酶法、脲酶纸片法等。本次实验采用二乙酰一肟法。

在氨基硫脲存在下，血清中的尿素能与二乙酰一肟在酸性溶液中混合加热，从而缩合成一种红色化合物，其色泽与尿素浓度成正比。通过将其与同样处理过的尿素标准液进行比较，即可求得血清尿素氮的浓度。其反应式如下。

$$\begin{array}{c} CH_3—C=O \\ | \\ CH_3—C=NOH \end{array} + H_2O \longrightarrow \begin{array}{c} CH_3—C=O \\ | \\ CH_3—C=O \end{array} + H_2N—OH$$

二乙酰一肟　　　　二乙酰　　　羟胺

$$\begin{array}{c} CH_3—C=O \\ | \\ CH_3—C=O \end{array} + \begin{array}{c} H_2N \\ \quad \diagdown \\ \quad\quad CO \\ \quad \diagup \\ H_2N \end{array} \xrightarrow[\text{氨基硫脲}]{H^+} \begin{array}{c} CH_3—C=O \diagdown \\ | \qquad\quad CO \\ CH_3—C=O \diagup \end{array}$$

二乙酰　　　尿素　　　　二嗪衍生物（红色）

正常情况下，尿素主要通过肾脏排出体外，故尿素氮升高往往提示肾脏疾病的存在，临床上将其作为判定肾功能的一个重要指标。

【实验对象】

家兔新鲜血清样本。

【实验材料】

1. **实验器材**　分光光度计、1 000mL 容量瓶、水浴箱、刻度吸管（0.1mL、10mL）、试管（15mm × 150mm）等。

2. **实验试剂**　尿素标准液（20mg/dL）、酸混合液、二乙酰一肟 – 氨基硫脲溶液等。

【方法与步骤】

取 3 支试管，根据表 5-7-1 进行操作。

表 5-7-1　试管反应表

单位：mL

试剂	试管		
	空白管	标准管	测定管
蒸馏水	0.05		
尿素标准液		0.05	
血清			0.05
二乙酰一肟-氨基硫脲溶液	0.5	0.5	0.5
酸混合液	5	5	5

充分混匀后，置于沸水浴中 10 分钟，取出用流水冷却后进行比色。用 520nm 波长或绿色滤片比色，以空白管调零，记录测定管及标准管的吸光度值。根据以下公式计算血清尿素氮浓度。

$$血清尿素氮\ (mg/L)=\frac{测定管吸光度}{标准管吸光度}\times 0.01\times\frac{100}{0.05}=\frac{测定管吸光度}{标准管吸光度}\times 20$$

正常值：9～20mg/dL（3.2～7.1mmol/L）。

【注意事项】

1. 显色反应中生成的有色化合物对光不稳定。氨基硫脲的加入能增加其显色稳定性并提高反应的灵敏度，但显色后应尽量避光保存。

2. 由于本法样品用量微少，加样时必须准确，否则将导致人为的误差。

3. 溶血、黄疸和高脂血症对本法的测定结果无显著影响。因此新鲜血清和血浆样本均可用作测定样本使用。

4. 比色杯光面的洁净度和均一度对实验检测结果影响较大，因此在实验前必须确保比色杯的清洁和均匀性。

【分析与思考】

血清尿素氮测定的临床意义是什么？

附：溶液配制

1. **尿素标准液（20mg/dL）** 准确称取尿素 428.7mg，定容至 1 000mL 容量瓶，充分混匀，置于冰箱 4℃冷藏保存。

2. **酸混合液**　取浓磷酸 35mL 和浓硫酸 80mL，缓慢滴加至 800mL 蒸馏水中，待冷却后加蒸馏水至 1 000mL。

3. **二乙酰一肟-氨基硫脲溶液**　称取二乙酰一肟 0.6g 和氨基硫脲 0.03g，溶于少量蒸馏水中，再用蒸馏水稀释至 100mL。此溶液在室温下稳定，几天后会出现淡黄色，但不会干扰反应。

实验八　血清肌酐的测定（碱性苦味酸盐法）

【实验目的】

1. 熟悉肌酐的测定原理。

2. 了解血清肌酐正常值及其测定的临床意义。

【实验原理】

在碱性环境中，三硝基苯酚（苦味酸）转变成碱性苦味酸，同时，酮式肌酐也会转变成烯醇式肌酐。碱性苦味酸与烯醇式肌酐作用生成苦味酸肌酐。苦味酸肌酐呈现橙红色，根据颜色深浅与同样处理的标准肌酐比较，可计算血清中肌酐的浓度。

【实验对象】

家兔新鲜血清和血浆样本。

【实验材料】

1. **实验器材**　离心管、试管、刻度吸量管、离心机、分光光度计等。

2. **实验试剂**　10% 钨酸钠、2/3mol/L 硫酸、饱和苦味酸溶液、10% 氢氧化钠、碱性苦味酸溶液、肌酐标准储存液（1mL ≈ 1mg）、肌酐标准应用液（1mL ≈ 0.006mg）等。

【方法与步骤】

1. **制取无蛋白血滤液**　取 1 支 10mL 离心管，精确吸取血清 0.5mL 加入离心管内，再加入蒸馏水 4mL 混合。接着加入 10% 钨酸钠 0.25mL，混匀后加入 2/3mol/L 硫酸 0.25mL，边加边摇，充分混匀。放置 5 分钟后离心（每分钟 3 000r，离心 10 分钟），所得上清液即为无蛋白血滤液（稀释 10 倍）。

2. **样品测定**　取 3 支试管，根据表 5-8-1 进行操作。

表 5-8-1　试管反应表

单位：mL

试剂	试管		
	空白管	标准管	测定管
无蛋白血滤液			3.0
血清肌酐标准应用液		1.0	
蒸馏水	3.0	2.0	
碱性苦味酸溶液	1.5	1.5	1.5

充分混匀，放置 10 分钟，用波长 520nm 下进行比色，以空白管校正零点，记录各管吸光度读数。读取测定管及标准管的吸光度值，根据以下公式计算血糖浓度。

$$\text{肌酐}(\mu\text{mol/L})=\frac{\text{测定管吸光度（}A520\text{nm）}}{\text{标准管吸光度（}A520\text{nm）}}\times 0.006\times\frac{100}{0.3}\times 88.04$$

或

$$\text{肌酐}(\mu\text{mol/L})=\frac{\text{测定管吸光度（}A520\text{nm）}}{\text{标准管吸光度（}A520\text{nm）}}\times 176.08$$

正常值：男 6～12mg/L（53～106μmol/L）；女 5～11mg/L（44～97μmol/L）。

【注意事项】

1. 无蛋白血滤液必须清晰透明，否则不能作后续检测用。

2. 显色后应在 10～15 分钟内完成比色，否则影响测定结果。

3. 若测定液颜色过深，可取碱性苦味酸 1 份、蒸馏水 2 份混合，将未知液等量稀释再进行比色结果乘以2。

4. 苦味酸系爆炸性物质，可在苦味酸瓶内加入少许蒸馏水，以防意外事故。

5. 碱性苦味酸应在实验前新鲜配制，如有结晶析出不能再用。

6. 比色杯光面的洁净度和均一度对实验检测结果影响较大。本实验中，比色杯极易残留污渍，如果比色杯透光面有明显污渍，可以考虑实验用弱酸浸泡比色杯，达到洁净的效果。

【分析与思考】

血清肌酐测定的临床意义是什么？

附：溶液配制

1. 10%钨酸钠 称取钨酸钠50g，加蒸馏水400mL，定容至500mL容量瓶，混匀。配制后应为中性或弱碱性，如偏酸或过碱，用0.1mol/L硫酸纠正，否则会影响蛋白质沉淀。此液可保存半年。

2. 2/3mol/L硫酸 取蒸馏水1份加1mol/L硫酸2份混匀即可。

3. 饱和苦味酸溶液 取苦味酸15g，置于大烧杯中，加蒸馏水1 000mL温热助溶，冷却后滴定。滴定方法：取上清液10mL，加1%酚酞指示剂1滴，以0.1mol/L氢氧化钠滴定至溶液呈橘红色为止。若滴定用量为5.2～5.4mL，表示已达饱和。如不达饱和状态，可再加少许苦味酸，加热助溶，冷却后取上清液再行滴定，直到合乎要求为止。试剂置于棕色瓶内，暗处保存。

4. 碱性苦味酸溶液 取饱和苦味酸溶液5份，加10%氢氧化钠1份，混匀即可。使用前配制。

5. 肌酐标准储存液（1mL≈1mg） 精确称取纯肌酐500mg或肌酐氯化锌805mg，用1mol/L盐酸溶解并定容至500mL容量瓶，充分混匀，加甲苯数滴防腐，存于冰箱4℃备用。

6. 肌酐标准应用液（1mL≈0.006mg） 精确吸取肌酐标准储存液3mL，加入0.1mol/L盐酸150mL，再加蒸馏水定容至500mL容量瓶，充分混匀，加甲苯数滴防腐。

第六章

人体机能学实验

实验一　人体动脉血压的测定及其影响因素

【实验目的】

1. 熟悉血压计的主要结构，学习听诊法间接测量人体动脉血压的方法，并能测量人体肱动脉的收缩压和舒张压。

2. 观察在正常情况下，运动、体位、温度等多种因素对人体动脉血压的影响。

【实验原理】

动脉血压（简称血压）是指血管内流动的血液对血管壁的压强，即单位面积上的压力，通常所说的血压指主动脉压。由于心脏的泵血过程具有周期性，且动脉本身也具有一定的弹性，所以动脉血压分为收缩压和舒张压。动脉血压的测量方法主要有直接测量法和间接测量法，通常采用间接测压法，即柯氏音听诊法。该方法通过血压计的袖带在动脉外加压，根据血管音的变化来测量血压。血管音由俄国内科医师 Korotkoff 于 1905 年首次描述，故称为柯氏音。

血液在血管内流动时通常没有声音，但当血管受到压力变窄，血液通过狭窄处形成涡流时，则可发出声音（即血管音）。因此，在肘关节上方肱动脉处用袖带并加压。当袖带内压超过动脉的收缩压时，动脉血流完全被阻断。此时，若将听诊器放在肱动脉压迫处下方，会听不到任何声音，同时，也触不到桡动脉的脉搏。随着袖带内压力的减低，当袖带内压低于收缩压而仍高于舒张压时，则心脏收缩时动脉内有血流通过，舒张时则无。血液断续通过受压的狭窄血管处，形成涡流并发出血管音。当袖带内压等于或小于舒张压时，血管内的血流在收缩期或舒张期均可连续通过，涡流随之消失，声音音调突然降低或消失。因此，恰好可以完全阻断血流所必需的最小管外压力（即袖带内压力）相当于收缩压（即第一次发出血管音时的压力值）；在心脏舒张时，有少许血流通过的最大管外压力（取动脉音的音调突变或消失时的压力值），这相当于舒张压。血压测量值通常以“收缩压 / 舒张压 mmHg（kPa）”的形式记录。

人体的体位、运动、呼吸、温度以及大脑的思维活动等因素均会对动脉血压产生一定影响。动脉血压存在个体差异，且随年龄、性别和生理状况不同而发生变化。动脉血压通常随年龄的增长而逐渐升高，其中收缩压升高的幅度相较于舒张压更为显著。男性动脉血压一般略高于同龄女性。体位对动脉血压有影响，卧位时测的血压高于坐位或立位，这与回心血量有关。机体的生理状态也会引起动脉血压的变化，如安静睡眠时血压稍低，进食后血压略有升高，情绪激动、精神紧张可使血压显著升高，剧烈运动时收缩压最高可达(180～200mmHg)。此外，种族、饮食、体重、妊娠以及行为因素(如吸烟、饮酒和服用某些药物)等也会对动脉血压产生影响。

【实验对象】

健康成年受试者(自愿)。

【实验材料】

血压计、听诊器等。

【方法与步骤】

1. 柯氏音法动脉血压测量

(1) 汞柱式血压计由检压计、袖带和加压橡胶球组成。检压计是一个标有 0～260mm 刻度的玻璃管(刻度一侧是以"mmHg"为单位，另一侧是以"kPa"为单位进行标度)，上端可与大气相通，下端与水银槽相通。袖带是一个外包布套的长方形橡胶气囊，通过橡胶管分别和检压计的水银槽及橡胶气囊相通。气囊是一个带有螺丝帽的球状橡胶气囊，供充气和放气使用(图 6-1-1)。

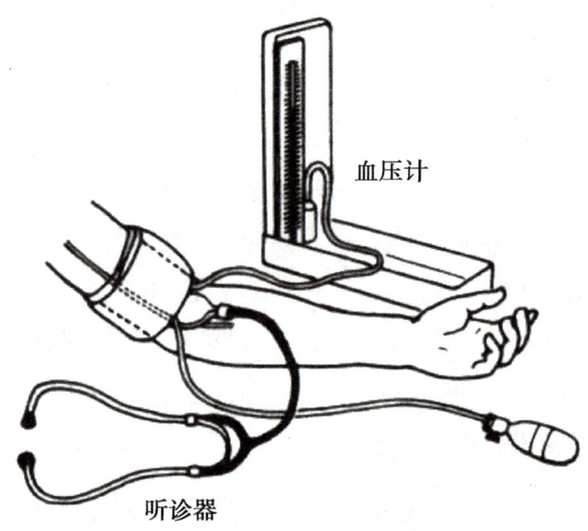

图 6-1-1　人体动脉血压测量

(2) 受试者脱去左臂衣袖，静坐 5 分钟以上。

(3) 松开气囊上的螺丝，将袖带内的空气完全放出，再将螺丝扭紧。

(4) 将袖带裹于左上臂，下缘位于肘弯横纹上方 2～3cm 处，松紧度应适宜。受试者手掌向上平放于台上，袖带应与心脏保持同一水平。

(5) 在肘窝部找到动脉搏动处(肘窝部、肱二头肌腱内侧)，左手持听诊器的胸件置于其上(注意：不可用力下压)。将听诊器两耳件塞入检查者外耳道，务必使耳件的弯曲方向与外耳道一致。

(6) 右手持打气球向袖带打气加压，同时注意听取血管音变化，在声音消失后再加压 30mmHg，然后扭开气囊螺丝，缓慢放气(切勿过快)，此时可听到血管音的一系列变化，声音从无到有，由低而高，而后突然变低，最后完全消失。然后扭紧气囊螺丝继续打气加压，反复听取声音变化 2～3 次。

(7) 重复"(6)"操作，同时注意检压计的水银柱和声音变化。在徐徐放气减压时，第一次听到血管音的水银柱高度即代表收缩压。在血管音突然由强变弱时的水银柱高度即代表舒张压。记下测定数值后，将袖带内的空气放尽，使压力降至零。再重测 1 次后，记录测定值。以“收缩压 / 舒张压 mmHg（kPa）”的形式记录。如，110mmHg/80mmHg 表示测得的收缩压为 110mmHg，舒张压为 80mmHg。

2. 体位对血压的影响

（1）受试者仰卧于实验台上，休息 5 分钟后测量其血压。

（2）受试者取立正姿势 15 分钟，其间每隔 5 分钟测量一次血压，并记录测量数值。

3. 呼吸对血压的影响

（1）向袖带内打气加压后，徐徐放气到听见收缩压的血管音为止，扭紧气囊螺丝。嘱受试者作缓慢的深呼吸 1 分钟，而后即刻测量其血压。

（2）嘱受试者做一次深吸气后紧闭声门，对膈肌和腹肌施以适当的压力，在尽可能长的时间内测量其血压，并记录数值。

4. 运动对血压的影响　嘱受试者做原地蹲起运动，1 分钟内完成 30 次，共做 2 分钟。运动后立即坐下，每 30 秒测量血压一次，直至血压恢复正常。

5. 冷刺激对血压的影响　受试者取坐位，测量其血压。嘱受试者的手浸入 4℃左右的冷水中至腕部以上。经 30～60 秒后测量其血压，并记录。如果血压上升低于 22mmHg，则说明受试者为反应低下者。

6. 数据记录与分析　实验结束后，根据表 6-1-1 分男女两组记录每人运动前后的收缩压与舒张压数值。分别计算男生组和女生组运动前后收缩压与舒张压的均数和标准差。根据不同的公式进行男女两组间和运动前后收缩压、舒张压变化的 t 检验，查出 P 值，看男女两组和运动前后血压的差异有无统计学意义。

表 6-1-1　人体血压记录表

项目	安静			呼吸			运动后（男 / 女）				温度	
	坐位	仰卧	站立	正常	深慢	声门紧闭	即刻	1 分钟后	3 分钟后	10 分钟后	正常	冷水
血压 /mmHg												

【注意事项】

1. 受试者自愿参加实验，在充分了解实验情况并签署知情同意书后，方可进行实验。实验中如有任何不适，须立即停止实验。

2. 测压时室内须保持安静，以利听诊。

3. 当戴听诊器时，要确保耳件的弯曲方向与外耳道方向一致，即耳件的弯曲端向前。

4. 受检者右心房、上臂与检压计应处于同一水平面上；袖带应松紧适度，听诊器的胸件压在肱动脉上要松紧适宜，切勿塞在袖带下面。

5. 当重复测压时，须将袖带内空气放尽，待压力降至零位后，再加压测量。

6. 若发现血压超出正常范围，应让被测者休息 10 分钟后复测。

【分析与思考】

1. 收缩压和舒张压正常值分别是多少?

2. 如何测定收缩压和舒张压? 其原理是什么?

3. 为什么不能在短时间内反复多次测量血压?

4. 实验中的各种处理方式对血压产生怎样的影响? 机制是什么?

5. 写出你自己的血压测定值,以及在不同因素影响下的血压测定值,并作出结果判断。

实验二　人体心电图的描记

【实验目的】

1. 掌握心电图机的使用方法及心电图导联的连接方式。

2. 能够辨认正常心电图的波形和间期,并了解其生理意义。

3. 了解心电图波形的简单测量与分析方法。

【实验原理】

心脏是一个电活动器官,在兴奋、传导和恢复过程中伴随着生物电信号的产生和变化。心肌细胞的自律性、传导性和兴奋性,构成了心电图产生的基础。心脏电信号起源于窦房结,通过心脏传导系统传至心房和心室,引起心肌细胞的兴奋和收缩。因此,每一个心动周期中,心脏各部分兴奋过程中出现的电变化在传播方向、途径、次序和时间上均呈现一定的规律。

将引导电极置于身体特定部位,记录整个心动周期中心电变化的波形图即心电图(ECG)。心电图对于心脏起搏点的分析、传导功能的判断以及房室肥大和心肌损伤的诊断具有重要价值,也是诊断心血管疾病的重要临床手段之一。心电图的波形通常包括 P 波、QRS 波和 T 波,以及 PR、QT 两个间期,偶然还有 U 波。P 波代表心房去极化过程,QRS 波反映心室去极化过程,T 波则表示心室复极化过程。PR 间期表示心房兴奋传导至心室所需时间,QT 间期表示心室从开始去极化到完全复极化所经历的时间。

心电图导联是心电图检查中不可或缺的一部分,其正确的放置和记录对于诊断心脏疾病具有重要意义。在进行心电图检查时,通常按要求将电极置于人体规定的位置,并通过导联线与心电图机相连,这种电路连接方法称为心电图的导联。通过观察心电图导联的波形、电压和频率等指标,可以判断心脏的健康状况,诊断心肌缺血、心律失常、心肌梗死等多种心脏疾病,并制订相应的治疗方案。心电图导联主要分为肢体导联和胸导联两大类,其中标准导联(双极肢体导联)反映两个肢体之间的电位差。

【实验对象】

健康成年受试者(自愿)。

【实验材料】

1. 实验器材　心电图机、检查床、分规、导联线、电极、人体生物信号采集与处理系统等。

2. 实验试剂　导电膏、生理盐水等。

【方法与步骤】

1. 心电图的描记

（1）接好心电图机的电源线、地线和导联连线。打开电源开关预热 3～5 分钟。

（2）受试者仰位于检查床上，放松肌肉。在受试者手腕、足踝和胸前安放好引导电极（图 6-2-1），并连接导联线。为保证导电良好，应在放置引导电极的机体部位涂擦生理盐水或导电膏。

（3）导联安放位置

1）肢体导联：红色电极通常放置在右手腕部；黄色电极通常放置在左手腕部；绿色电极通常放置在左足踝部；黑色电极通常放置在右足踝部。

2）胸导联：V_1 位于胸骨右缘第 4 肋间；V_2 位于胸骨左缘第 4 肋间；V_3 位于 V_2 与 V_4 两点连线的中点；V_4 位于左锁骨中线与第 5 肋间相交处；V_5 位于左腋前线与 V_4 同一水平处；V_6 位于左腋中线与 V_4 同一水平处。

（4）校准：通电后，调节记录笔尖至中线，输入 1mV 标准电压，观察记录笔尖是否恰好移动 1cm（记录纸上为 10 小格），否则用校准旋钮调节。

（5）记录：选择所需导联，观察记录笔随心搏波动，开动记录纸走动开关，记录笔即在均匀走动的记录纸上画出电位变化曲线（即心电图）。依次记录Ⅰ、Ⅱ、Ⅲ、avR、avL、avF、V_1、V_3、V_5 导联的心电图，并剪下心电图记录纸进行分析。

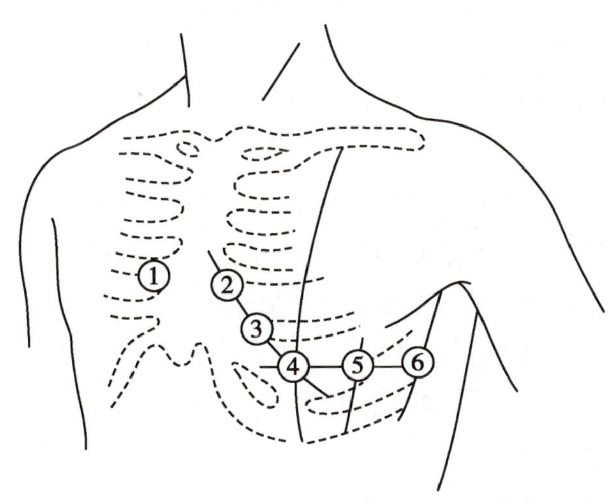

图 6-2-1　心前区导联的电极位置

2. 心电图分析

（1）辨认图形：在心电图记录纸上辨认出 P 波、QRS 波群、T 波和 PR 间期、QT 间期及 ST 段。

（2）心律的分析：包括主导节律的判定、心律是否规则整齐、有无期前收缩或异位节律。

3. 心电图各波段的测量与分析　测量Ⅱ导联中 P 波、QRS 波群及 T 波的时间和电压，并测定 PR 间期和 QT 间期的时间。

（1）波幅：当 1mV 的标准电压使基线上移 10mm 时，纵坐标每一小格（1mm）代表 0.1mV。测量波幅时，向上波形的波幅应从基线的上缘测量至波峰顶点；向下波形的波幅应从基线的下缘测量至波谷的低点。

（2）时间：心电图纸走速由心电图机固定转数的马达控制，一般分为 25mm/ 秒和 50mm/ 秒两种，常用 25mm/ 秒时，心电图纸上横坐标的每一小格（1mm）代表 0.04 秒。

【方法与步骤】

1. 数据测量 为了保证数据更加准确，除心率以外的其他心电参数值都取 5 个周期的平均值，测量值可从数据读出框直接拖入结果表格中。

（1）测量心率：将 M 标记移至记录波形段的第一个周期的 R 波波峰，移动光标至下一个周期的 R 波波峰，从数据读出框读出它们之间的时间间隔（注意单位统一按秒换算）。计算公式为：心率（次 / 分）=60/ 读取的时间。

（2）测量 P 波幅度：将 M 标记移至 P 波前基线处位置，移动光标至 P 波波峰，读取 P 波振幅。

（3）测量 PR 间期：将 M 标记移至 P 波的起点位置（即 P 波前基线开始上升的位置），将光标移至 Q 波起点位置（即 P 波回到基线后在 Q 波前开始下降的位置），读取时间。

（4）测量 QRS 间期：将 M 标记移至 Q 波起点位置，移动光标至 S 波结束的位置，读取时间。

（5）测量 QT 间期：M 标记移至 Q 波起点位置，将光标移至 T 波结束位置（即 T 波结束后回到基线的位置），读取时间。

（6）测量 R 波幅度：将 M 标记移至 Q 波前基线处位置，移动光标至 R 波波峰位置，读取的电压值即为 R 波振幅。

（7）测量 T 波振幅：M 标记位置不变，移动光标至 T 波波峰位置，读取的电压值即为 T 波振幅。

（8）测量 ST 段电压值（STV）：将 M 标记移至 J 点，光标分别移至 J 点后 60 毫秒、61 毫秒和 62 毫秒处读取 3 个电压值然后求其均值即为 STV（J 点：QRS 波群的终末与 ST 段起始的交接点）。

2. 运动实验

（1）步骤：受试者跳绳，保持 80～100 次 / 分，持续至少 2 分钟，待受试者感觉心搏有明显变化时停止。受试者立即回到检查床，为其迅速接上心电肢夹，全身放松，尽量不因剧烈的呼吸干扰和影响心电图波形的稳定。待心电图波形稳定后点击开始按钮，添加注释“运动后即刻”。继续记录波形，2 分钟和 4 分钟后分别添加注释“运动后 2 分钟”“运动后 4 分钟”，等待再记录，10 个稳定的心电图波形周期后，点击停止按钮。注意在每个注释间期至少应记录到约 10 个周期的较稳定心电图波形。

（2）数据测量：分别测量运动后即刻、运动后 2 分钟和运动后 4 分钟的心率、P 波振幅、PR 间期、STV、R 波振幅、QRS 间期、T 波振幅，并记录。

（3）观察比较：观察运动后即刻、运动后 2 分钟和运动后 4 分钟的心电参数和波形，通过这些参数和波形来比较它们之间以及它们和安静状态下的心电图有何不同；它们和安静状态下心电图的 P 波、QRS 复合波、T 波在图形形态上有无变化，并通过比较 STV 值，判断 ST 段变化（是否抬升、降低或不变），观察 T 波有否倒置。

【注意事项】

1. 受试者自愿参加实验，在充分了解实验情况并签署知情同意书后，方可进行实验。实验中如有任何不适，须立即停止实验。

2. 实验环境应保持安静无干扰，确保心电图记录的准确性。

3. 开机前必须检查心电图机接地是否良好。

4. 正确安放各电极，避免过松或过紧。

5. 严格按照心电图机的操作说明进行描记和分析工作，避免出现操作失误或数据误差等问题。

【分析与思考】

1. 说明心电图各波的生理意义。如果 PR 间期延长而超过正常值可能说明什么问题？

2. 心电图描记过程中的干扰因素有哪些？

3. 心电图的动态变化在临床诊断中的重要性是什么？

4. 受试者运动后的心电图与安静状态下的心电图有什么不同？为什么？

实验三　心音听诊

【实验目的】

1. 了解正常心音的产生机制和特点，掌握听诊方法，能够识别第一心音和第二心音。

2. 了解心音听诊在临床诊断中的应用价值。

【实验原理】

心音是指由心肌收缩和心脏瓣膜关闭以及血液撞击心室壁、大动脉壁等引起的振动声音。这些声音在胸壁上均可用听诊器直接听取，但以各心脏瓣膜在体表的投影区域更为清晰。每个心动周期中，通常可听到四个心音，但最为显著的是第一心音和第二心音。

第一心音发生在心收缩初期，标志心室收缩期的开始。在心尖冲动处（即前胸壁左锁骨中线内侧第 5 肋间隙）听得最清楚。其音调较低（40～60Hz），持续时间较长（0.1～0.12 秒），且较响。

第二心音发生在心室舒张初期，标志着心室舒张期的开始。它分为主动脉音和肺动脉音两个成分，分别在主动脉和肺动脉听诊区听得最清楚。其音调较高（60～100Hz），持续时间较短（0.08 秒），响度较弱。

【实验对象】

健康成年受试者（自愿）。

【实验材料】

听诊器等。

【方法与步骤】

1. 受试者放松并取坐位，周围环境尽量安静。

2. 实验者佩戴好听诊器，用右手拇指、示指和中指轻持听诊器胸件，并将其贴于受试者胸壁皮肤上。按照二尖瓣听诊区、肺动脉瓣听诊区、主动脉瓣听诊区及三尖瓣听诊区的顺序依次进行听诊。实验者应准确辨认并定位心音听诊的各个部位（图 6-3-1）。

（1）二尖瓣听诊区：位于左锁骨中线稍内侧，第 5 肋间隙，即心尖冲动处。

（2）三尖瓣听诊区：位于胸骨右缘第 4 肋间隙或剑突下。

（3）主动脉瓣听诊区：胸骨右缘第 2 肋间隙。

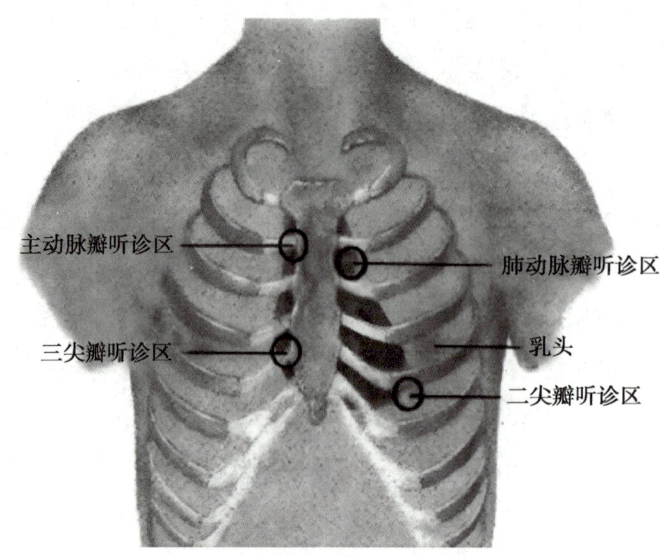

图 6-3-1　心音听诊部位示意图

（4）肺动脉瓣听诊区：胸骨左缘第 2 肋间隙。

3. 根据两个心音的性质（音调高低及持续时间长短）和间隔时间，仔细鉴别并准确识别两个心音。

【注意事项】

1. 受试者自愿参加实验，在充分了解实验情况并签署知情同意书后，方可进行实验。实验中如有任何不适，须立即停止实验。

2. 受试者和室内环境应保持安静。

3. 听诊器耳端应与外耳道方向一致，橡胶管不得交叉或扭结，以免发生摩擦音影响听诊效果。

4. 若呼吸音影响听诊，可嘱受试者暂时屏气几秒钟。

【分析与思考】

试述两个心音的产生机制，以及两个心音分别标志心动周期中的哪个阶段。

实验四　人体水平衡调节

【实验目的】

1. 掌握尿液检查法。

2. 掌握肾脏对水负荷与等渗盐溶液负荷调节的差异。

3. 掌握高渗葡萄糖溶液与低渗溶液对尿液生成影响的机制。

4. 了解乙醇对尿液生成的调节机制。

【实验原理】

肾脏是机体最重要的排泄器官，通过尿液的生成和排出，实现排出机体代谢终产物和进入机体过剩的物质及异物，调节水、电解质和酸碱平衡，调节动脉血压等，从而维持机体内环境的稳定。尿液的生成过程包括肾小球滤过、肾小管与集合管的重吸收以及肾小管、集合管分泌 3 个环节，任何影响这 3 个过程的因素均可影响尿液的生成，引起尿量的改变。肾小球滤过作用取决于有效滤过压，该压力受肾小球毛细血管血压、血浆胶体渗透压和肾小囊内压的影响。肾小管重吸收作用主要受管内渗透压和肾小管上皮细胞重吸收能力的调控，后者还受多种激素的调节。因此，上述因素的任何改变均可引起尿量的变化。如血浆胶体渗透压增加可减少尿量；当血糖浓度达 180mg/100mL 时，近端小管对葡萄糖的重吸收达到极限，导致管腔内出现葡萄糖，则肾小管内液体的渗透压升高，可导致渗透性利尿，如糖尿病患者每日尿量可达 4～5L。尿液的生成亦受激素的影响，若大量饮水，可抑制下丘脑-神经垂体系统抗利尿激素（ADH）的分泌，减少肾远曲小管和集合管对水的重吸收，进而导致尿量增加。因此，尿量及相对密度（一般为 1.000～1.025）的测量可作为肾功能评估的简易指标。

【实验对象】

健康成年受试者（自愿）。

【实验材料】

1. 实验器材　尿液分析仪、一次性纸杯、一次性尿液杯、15mL 无菌离心管、纸巾（清洁用）等。

2. 实验试剂　氯化钠溶液、10% 葡萄糖溶液、饮用蒸馏水或纯净水、啤酒等。

【方法与步骤】

1. 实验前准备　每一位受试者在实验前一晚禁食刺激性食物（如咖啡、茶、酒类、碳酸饮料等）。考虑排尿与消化道水分的快速吸收相关，以及饱餐时不利于水分的快速吸收，受试者在开始实验前 3～4 小时应少量进食并正常饮水。

2. 测定净体重　男性实际体重 ×80%，女性实际体重 ×70%。

3. 尿液样本采集　记录开始时间，采集尿液样本并记录尿量。将尿液置于 15mL 无菌离心管中，取一条试纸用受试者的尿液浸湿后，迅速放入尿液分析仪中进行尿常规检查。

4. 分组实验　将受试者分为 5 组，分别进行以下实验。

（1）对照组：实验过程中不饮用任何溶液，30 分钟后收集尿液，记录尿量并进行尿常规检查。

（2）蒸馏水组：观察正常饮水的利尿作用。

（3）生理盐水组：观察饮用等量等渗氯化钠溶液的利尿作用。

（4）10% 葡萄糖组：观察饮用高渗葡萄糖溶液的利尿作用。

（5）啤酒组：观察饮用乙醇溶液的利尿作用。

后 4 组在短时间内依据 15mL/kg 的剂量饮用不同的液体。在 2 小时内，每隔 30 分钟收集一次尿液，记录尿量和每次排尿的时间并进行尿常规检查。受试者除了饮用实验用的液体，不可再进食其他液体或食物。

注意：①受试者第一次采样后立即饮用所要求的液体（除了对照组）。在实验过程中，一旦饮用了指定液体，就不能再饮用其他液体。②每个受试者的采样时间可以自己掌握，所有受试者采样无需同步进行，但要保证每次排尿采样的间隔时间要一致且准确记录。

5. 数据整理与分析　将对照组 2 个尿液样本及实验组 4 个样本的尿量、尿相对密度结果填入表 6-4-1 中。

表 6-4-1 饮用不同液体的尿量对比表

组别	性别	净体重 /kg	饮用溶液量 / mL	0 分钟		30 分钟		60 分钟		90 分钟		120 分钟	
				尿量 / mL	尿相对密度	尿量 / mL	尿相对密度	尿量 / mL	尿相对密度	尿量 / mL	尿相对密度	尿量 / mL	尿相对密度
对照组													
蒸馏水组													
生理盐水组													
10% 葡萄糖组													
啤酒组													

以排尿时间（分钟）为横坐标，尿量（mL）为纵坐标；排尿时间（分钟）为横坐标，尿相对密度为纵坐标，分别绘制时间-尿量关系图、时间-尿相对密度关系图。观察各组尿量的改变，并讨论各种处理因素对尿液生成的影响及其机制。

【注意事项】

1. 受试者自愿参加实验，在充分了解实验情况并签署知情同意书后，方可进行实验。实验中如有任何不适，须立即停止实验。

2. 尿试纸浸入尿液样本的时间为 2 秒，确保所有试剂块（包括最上面的空白块）均全部浸入尿液。尿液浸湿的试纸应在较短的时间内尽快放入仪器检测，避免放置时间过长。

3. 使用滤纸吸走过多的尿液标本，防止尿液过多残留于试纸，以免污染并腐蚀检测仪器。

4. 有肾疾患、循环系统疾患或其他医学问题者，以及正在服用药物者，不宜作为本次实验的受试者。

5. 尿液是一种具有潜在传染性的体液。尿量、尿常规的测量过程要认真负责，及时清理溅出的尿液，操作规范，行为专业，保持仪器和桌面清洁卫生。

【分析与思考】

1. 肾如何参与对水分的调节？在本实验中，预期各方案下尿量会有何变化？

2. 试述尿的渗透浓度与尿相对密度之间的关系，以及渗透浓度如何受到尿量变化的影响。

3. 在正常情况下，机体摄入高浓度的葡萄糖是否会出现尿糖？原因何在？

4. 试分析等渗氯化钠溶液与低渗溶液对利尿作用的影响差异及结果。

5. 试分析高渗葡萄糖溶液与低渗溶液对利尿作用的影响差异及结果。

实验五　人体呼吸运动的描记及其影响因素

【实验目的】

1. 掌握人体呼吸运动的描记方法。

2. 分析并观察影响呼吸运动的若干因素。

【实验原理】

呼吸运动是指呼吸肌的收缩和舒张引起胸廓节律性扩大和缩小，从而完成吸气与呼气的生理过程。在平静呼吸状态下，吸气运动是由主要吸气肌（膈肌和肋间外肌）收缩来完成。吸气过程是主动的，吸气时肋间外肌收缩，带动肋骨和胸骨向上提，肋骨下缘向外侧偏转，从而增大胸腔的前后径和左右径；同时，膈肌收缩，使隆起的中心下移，从而增大胸腔的上下径。而平静呼吸时的呼气过程是被动的，呼气时膈肌和肋间外肌舒张，胸廓缩小，完成呼气。呼吸运动具有节律性，其深度和频率会随体内外环境的变化而调整。呼吸运动的节律起源于延髓，并受到来自呼吸器官本身以及血液循环等其他器官系统感受器传入冲动的反射性调节。此外，外界因素如说话、饮水、咳嗽、剧烈运动等生理运动，均会对呼吸运动的频率和呼吸深度产生影响。

呼吸时胸廓大小的变化可通过呼吸描记器来记录。将呼吸描记器围绕于受试者的胸部，即可记录其呼吸运动。另一种方法是使用阻抗呼吸描记器，通过测定受试者胸部两个电极之间的阻抗变化来反映呼吸运动。当微弱的电流经过电极时，电极间的电压与阻抗成正比。吸气时，电流减少，阻抗小；呼气时，电流增加，阻抗加大。这种阻抗的变化经过放大，即可记录为呼吸运动。

【实验对象】

健康成年受试者（自愿）。

【实验材料】

人体生理学实验系统、围带式呼吸换能器等。

【方法与步骤】

1. 受试者准备与设备连接　受试者取坐位，全身放松。随后，将围带式呼吸换能器与人体生理学实验系统的 CH1 通道连接，并将围带式呼吸换能器围绕于受试者胸部呼吸活动最为明显的水平位置。

2. 正常呼吸曲线记录　点击工具条上的“开始”按钮启动采样程序。此时，受试者应保持正常呼吸节奏，持续 2～3 分钟。在此过程中，观察并记录 1 通道上出现的规则呼吸波，特别注意观察其频率及幅度的变化。完成记录后，进入下列实验项目。

3. 过度通气对呼吸运动的影响　嘱受试者作极快和极深呼吸，持续 1～2 分钟。在此期间，密切观察并记录受试者深呼吸后呼吸运动的暂停现象，特别注意暂停的持续时间与恢复过程。

4. 塑料袋呼吸实验　在过度通气试验后，首先记录一段平静呼吸运动曲线作为对照。随后，让受试者面对一大塑料袋，重复步骤“3”的实验操作，并记录过度通气后的呼吸运动曲线，将这次记录和先前的记录进行对比分析。

5. 罩袋深呼吸实验　完成上述实验后，再记录一段平静呼吸运动曲线。然后用大塑料袋罩住受试者的口鼻或套住整个头部，嘱受试者对着袋内深呼吸 1～2 分钟，不用连续记录，每分钟只记录 10～15 秒即可。

6. 精神集中对呼吸运动的影响　当受试者正在穿针或计算一道难题等需要高度集中的任务时，记录其呼吸运动曲线。此实验旨在观察较高级中枢对呼吸运动的调控作用。

7. 屏气呼吸　首先记录一段平静呼吸运动曲线作为基线。随后，让受试者尽量屏气，并在屏息达到最高限度及重新呼吸时记录其呼吸运动曲线。同时，测定屏息最长的持续时间。

8. 讲话或演讲时对呼吸运动的影响 让受试者朗读时记录其呼吸运动曲线，并与平静呼吸时的曲线进行对比分析。当受试者默读同样的短文时，记录其呼吸运动曲线。

9. 体育运动对呼吸运动的影响 解除围带式呼吸换能器的连接，让受试者进行上下 30cm 高的台阶跑动（以 60 次 / 分速度跑 2 分钟，或原地跑 200 步）。运动结束后，重新连接好信号线并点击“开始”按钮继续采样程序，记录其呼吸运动的变化情况。

10. 实验项目

（1）呼吸频率：通过观察呼吸的节律、频率、深度等，判断呼吸系统是否存在异常情况。呼吸频率的监测是评估呼吸功能的基本指标之一，反映了每分钟呼吸的次数。正常成人的呼吸频率为 12～20 次 / 分。

（2）潮气量：通过观察呼吸时吸入或呼出的气体量，了解肺泡内的气体交换情况。潮气量是指每次呼吸时吸入或呼出的气体量，是评估肺通气功能的重要参数。正常成人平静呼吸时潮气量为 400～600mL。

（3）呼吸肌力：通过观察呼吸时的胸廓扩张度和呼吸肌的收缩力，了解呼吸肌的功能状态。呼吸肌力反映了呼吸肌的力量和效率，对于评估呼吸系统的整体功能具有重要意义。

（4）呼吸类型：观察受试者是腹式呼吸还是胸式呼吸，以及呼吸的节律和幅度。不同类型的呼吸反映了不同的生理状态，对于诊断某些疾病具有重要意义。

【注意事项】

1. 受试者自愿参加实验，在充分了解实验情况并签署知情同意书后，方可进行实验。实验中如有任何不适，须立即停止实验。

2. 在进行过度换气试验时，受试者可能出现眩晕、晃动感等类似前庭功能障碍的症状，也可能表现为头重脚轻、头晕、平衡失调等。若受试者身体感觉不适，则不接受测试。

【分析与思考】

1. 解释运动前后呼吸频率与幅度变化的机制。

2. 探讨缺氧呼吸的变化及其原因。

3. 解释过度通气时呼吸的变化及其机制。

实验六　骨骼肌的单收缩与强直收缩

【实验目的】

1. 学会神经-肌肉实验的电刺激方法及肌肉收缩的记录方法。

2. 观察并分析肌肉收缩的不同形式，以及刺激频率变化对肌肉收缩的具体影响。

【实验原理】

神经在受到有效刺激后会产生动作电位，这一电位变化可以通过细胞外电极引导进行记录。运动神经末梢通过神经肌接头传递信号，引发肌细胞爆发动作电位，进而通过兴奋-收缩耦联引起肌丝滑行，使肌细胞长度或张力发生改变。

在保持刺激的持续时间不变的情况下，给予肌肉一个有效的单刺激，肌肉会发生一次收缩反应，这被称为单收缩。骨骼肌单收缩的总时程包括潜伏期、收缩期和舒张期。若给予神经一定频率的连续刺激，使得相邻两次刺激的时间间隔小于该肌肉收缩的总时程，则可出现收缩总和，这种收缩形式称为复合收缩。若相邻两次刺激的时间间隔短于该肌肉收缩总时程但长于肌肉收缩的潜伏期和收缩期时程时，后一刺激会落在前一刺激引起的肌肉收缩的舒张期内，导致肌肉尚未完全舒张又产生新的收缩，这被称为不完全强直收缩，其收缩的幅度高于单收缩的幅度。

【实验对象】

健康成年受试者（自愿）。

【实验材料】

1. 实验器材　人体生物信号采集与处理系统、人体神经肌肉刺激器、刺激电极、指力传感器等。

2. 实验试剂　75% 乙醇、生理盐水等。

【方法与步骤】

1. 设备连接

（1）连接指力传感器：将指力传感器接入人体生物信号采集与处理系统 CH1 通道。

（2）连接隔离刺激器：将隔离刺激器接入人体生物信号采集与处理系统刺激输出口。

（3）连接刺激输出电极：将刺激输出电极接入到隔离刺激器。

2. 受试者准备

（1）基本准备：受试者应取下所佩戴的金属物品，身心放松，安静坐好，手臂自然放在桌面上。

（2）皮肤处理：受试者掌心朝上，用棉签蘸取少量 75% 乙醇擦拭其前臂皮肤。蘸取的乙醇量应以擦拭皮肤时不会以水珠形式流淌为宜，目的是擦掉皮肤上的油脂、污物及皮肤碎屑，减小基线漂移，以免阻抗太大影响波形记录。

（3）刺激电极处理和安放：首先用棉签蘸取少量生理盐水涂抹于刺激电极片上，随后让受试者用另一只手拿稳电极，负极朝向远心端，正极朝向近心端，将刺激电极沿前臂长轴方向置于距离腕横纹不超过 6cm 的正中神经体表投影部位。

（4）开启刺激电极：长按刺激电极上部电源键，听到“嘀”声后松开，待刺激器主机指示灯显示绿色常亮后表示刺激器打开。

（5）寻找神经刺激位置：设置刺激强度为 4mA，单击“启动刺激”按钮，然后观察受试者手指收缩反应，同时询问受试者感受。若手指未出现收缩反应，可微微移动刺激电极安放位置或增加刺激强度至 6～8mA，单击“启动刺激”按钮，以寻找最佳神经刺激位置。当观察到手指出现明显的收缩反应时，且受试者未有不适感或不适感较低，表明此时电极安放部位为最佳正中神经刺激位置。此时固定刺激电极片使正负极位置不发生位移，可让另一位同学帮忙扣紧刺激电极绑带。

3. 使用指力传感器记录指力

（1）固定指力传感器：检查并清洁指力传感器底部吸盘，将指力传感器紧密吸附在光滑的实验桌面上。

（2）记录指力：受试者手掌穿过指力传感器，掌心朝上，另一只手拧松支架顶端旋钮；调节传感器感应片高度，嘱受试者手握球左右旋转调节传感器感应片朝向，开始记录指力。

4. 确定阈强度

（1）寻找出现第一个反应的波形：设置刺激强度为 1mA，强度增量为 1mA，单击“启动刺激”按钮，观察实验波形直到出现第一个肌肉收缩反应的波形。

（2）确定阈强度：在出现第一个肌肉收缩波形时，将对应的刺激强度降低 1mA 至阈下刺激，然后减小刺激强度增量于 0.2～0.5mA。设置完成后，重复单击“启动刺激”按钮，直至观察到波形上刚好出现第一个微弱的肌肉收缩反应的波形。为确保准确性，继续单击两次并观察反应是否有增强。若确认反应稳定，则在第一个恰好出现肌肉收缩反应的波形旁标注“阈强度”。

5. 观察刺激强度变化引起的收缩改变过程　设置刺激强度，在阈强度的基础上降低刺激强度 1mA，并将刺激强度增量设置为 0.5mA。重复单击“启动刺激”按钮，观察实验波形的变化。随着刺激强度的增加，肌肉收缩的波形幅度不断增大。当记录到至少 3 个收缩力不再随刺激强度增加而增大的波形时，表明肌肉达到最大收缩。停止刺激，取下受试者手臂上的刺激电极，断开受试者与刺激电极的连接，并在引起肌肉发生最大收缩的最小临界刺激强度对应的实验波形旁标注“最适刺激强度”。

6. 观察刺激频率变化引起的肌肉收缩改变过程　设置刺激强度为最适刺激强度或稍高 1～3mA，刺激频率为 1Hz，脉冲个数为 1～3 个，频率增量为 1～5Hz，个数增量为 1～3 个，重复单击“启动刺激”按钮，观察实验波形的变化。当观察到曲线未出现肌肉舒张的痕迹，即后一刺激恰好落在前一刺激引起肌肉收缩的收缩期时，应停止刺激，取下受试者手臂上的刺激电极，断开受试者与刺激电极的连接。

7. 测量和分析

（1）打开双视：将鼠标移动到左右视分隔条上，当鼠标变为标有左右箭头的双竖线时，按住鼠标左键向右拖动至中央位置松开左键，双视打开。

（2）截取波形：先在“波形测量区”视图中单击“截图”按钮，然后在左视中选择单收缩波形，截取的波形段自动进入“选择波形列表”和“波形测量区”的视图中。在左视窗口下方标尺区域中滚动鼠标滑轮以缩短波形，以同样的截图方式，截取包含单收缩、不完全强直收缩和完全强直收缩的波段。

（3）数据测量：在“数据测量结果表格”中单击“潜伏期”单元格，移动鼠标到“选择波形列表”窗口，选择截取的“单收缩”图形，在“波形测量区”视图测量潜伏期时程，测量结果自动记录在“数据测量结果表格”对应单元格中。以同样的测量方式，找到各生理指标对应的波段，完成收缩期、舒张期、收缩总时程和收缩力的测量。

（4）结果分析：当表格中显示刺激频率和收缩力数据时，单击“数据测量结果表格”视图中的“统计”按钮，统计区将图示肌肉的频率效应总和，分析刺激频率改变与肌肉收缩反应的关系。

【注意事项】

1. 受试者自愿参加实验，在充分了解实验情况并签署知情同意书后，方可进行实验。实验中如有任何不适，须立即停止实验。

2. 周围神经病变有症状或体征者、出血或有血栓性栓塞危险病患者、安装起搏器者、一般心脏病患者、感觉缺失病患者、癫痫病患者、孕妇等不能作为受试者，肥胖者不建议作为受试者。

3. 电极安放时，应对电极施加中等程度的压力，使电极和皮肤表面接触良好。

【分析与思考】

1. 本实验中肌肉的收缩期和舒张期分别发生了怎样的生理过程？
2. 如何较准确地确定不完全强直收缩和完全强直收缩的临界频率？
3. 刺激频率对肌肉动作电位和机械收缩的影响分别是怎样的？动作电位会发生叠加吗？为什么？
4. 骨骼肌为什么可以发生强直收缩？强直收缩在幅度上与单收缩有何差别？有何生理意义？

实验七　肌电图的描记与传导速度测定

【实验目的】

1. 学会人体肌肉复合动作电位的记录方法。
2. 掌握人体尺神经传导速度的测定方法。

【实验原理】

骨骼肌具有运动和支持骨骼的生理功能。在正常情况下，神经元的动作电位会激活运动神经元及其轴突所支配的全部肌纤维。肌电图记录技术是一种用于测量肌肉电活动的手段，所记录的曲线称为肌电图。记录方法主要有两种：一种是将针形电极经皮肤插入肌肉，另一种是将电极放在皮肤表面进行记录。记录到的波形大小和形状可以反映肌肉的活动能力。

运动神经传导速度（MNCV）的测定是进行神经电图常规无损检测的一项诊断技术，可用于评定运动神经传导功能。本实验中通过表面刺激电极刺激肘部和腕部尺神经，记录尺神经支配的小指展肌复合肌肉动作电位（CMAP）。神经纤维具有高度兴奋性和传导性，外界刺激如电流可引起神经冲动，进而使肌肉收缩。由于刺激肘部引起的反应潜伏期比刺激腕部长，因此可以通过潜伏期差值和两处刺激位置的距离即可计算出尺神经的传导速度（图 6-7-1）。一般情况下，正常的神经传导速度为 50～60m/秒。

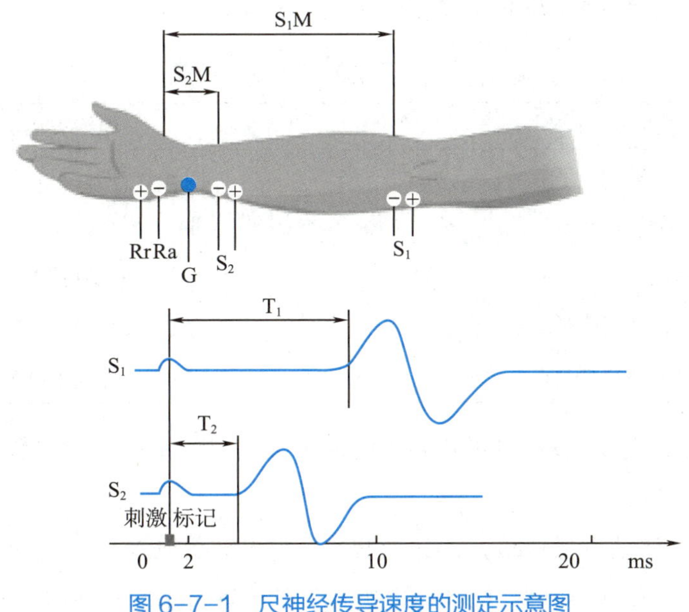

图 6-7-1　尺神经传导速度的测定示意图

运动神经传导速度公式如下：

$$MCV = \frac{S_1M - S_2M}{T_1 - T_2}$$

在公式中，MCV 代表运动神经传导速度，S_1M 代表近心端刺激点 S_1 到记录电极 Ra 处的距离，S_2M 代表远心端刺激点 S_2 到记录电极 Ra 处的距离，T_1 代表近心端潜伏期，T_2 代表远心端潜伏期。

【实验对象】

健康成年受试者（自愿）。

【实验材料】

1. 实验器材 人体生理学实验系统、人体神经肌肉刺激器、75% 乙醇棉球、一次性贴附式电极、刺激电极、信号输入线、贴片电极、软尺等。

2. 实验试剂 生理盐水、导电膏、75% 乙醇等。

【方法与步骤】

1. 设备连接

（1）连接信号输入线：将信号输入线接入人体生物信号采集与处理系统硬件 CH1 通道，另一端纽扣式接口与贴片电极连接。

（2）连接隔离刺激器：将隔离刺激器接入人体生物信号采集与处理系统硬件刺激输出口。

（3）连接刺激输出电极：将刺激输出电极接入隔离刺激器。

2. 受试者准备

（1）基本准备：受试者身心放松，安静坐好，手臂自然放在桌上。室温应保持在 24℃以上，取下所佩戴金属物品并熟悉实验过程。

（2）皮肤处理：受试者掌心朝上，用棉签蘸取少量 75% 乙醇擦拭前臂皮肤。蘸取的乙醇量应以擦拭皮肤时不会以水珠形式流淌为宜，目的是擦掉皮肤上的油脂、污物及皮肤碎屑，减小基线漂移，以免阻抗太大影响波形记录，擦拭皮肤位置见表 6-7-1。

表 6-7-1　乙醇处理皮肤的位置

记录电极	电极安放位置
参考电极–Rr	小指基底部指关节处肌腱
主极电极–Ra	小指展肌肌腹
接地电极–G	手腕尺侧腕横纹处皮肤
肘部尺神经干－远心端刺激点 S_1 处	肘部尺神经沟体表投影部位
腕部尺神经干－远心端刺激点 S_2 处	腕部尺神经干体表投影部位

（3）贴片电极处理和安放：撕开电极片表面的保护膜，将电极片粘贴在受试者皮肤上，用于记录肌电。粘贴位置见表 6-7-2。

3. 刺激电极处理 清洁刺激电极片的正负极，并用棉签蘸取少量生理盐水涂抹于刺激电极片上。生理盐水可用于增加皮肤导电性，涂抹于电极片上的生理盐水应刚好覆盖电极接触面即可。

表 6-7-2　贴片电极的安放

记录电极	电极安放位置
参考电极-Rr	置于小指基底部指关节处肌腱处
主极电极-Ra	置于小指展肌肌腹，即腕横纹和第 5 掌指关节连线中点小鱼际肌最隆起处
接地电极-G	置于手腕尺侧腕横纹处皮肤

4. 开始实验　完成上述准备工作后，即可正式开始实验。

5. 开启刺激电极　长按刺激电极上部电源键，听到“嘀”声后松开。待刺激器主机指示灯显示绿色常亮，表示刺激器打开。

6. 观察刺激腕部尺神经引起的肌电

（1）安放刺激电极：让受试者用另一只手稳定刺激电极，将刺激电极沿前臂长轴方向置于腕部尺神经干处，但先不要将绑带扣紧（刺激电极片应避免放置于伤口或伤疤、接近伤口缝合处及脂肪组织堆积处，也不要放置在颈部前方、横跨或穿越胸廓）。建议刺激电极负极安放位置距离腕横纹在 4～7cm，以降低潜伏期测量误差。

（2）寻找腕部尺神经刺激位置：设置刺激强度为 4mA，刺激脉宽为 0.3 毫秒，单击“启动刺激”按钮。观察受试者小指展肌反应和波形，同时询问受试者感受。若刺激后未记录到反应，可微微移动刺激电极安放位置或逐渐增加刺激强度，直至观察到明显的复合肌肉动作电位波形，且受试者未有不适感或不适感程度较低。此时，电极已安放在腕部最佳尺神经刺激位置。

（3）寻找最适刺激强度：找到安放电极的最佳位置后，固定刺激电极，由另一位同学帮忙扣紧刺激电极绑带。连续单击“启动刺激”按钮，刺激强度以每次 2mA 递增，记录反应直至反应不再增强或达到 20mA 为止。停止刺激，去除刺激电极，用笔在刚才刺激电极负极安放位置的皮肤处进行标记。刺激强度的大小应以记录到的生物电信号波形适于观察，并尽量减轻受试者的不适感为前提。如果刺激强度较大仍无法得到满意信号时，可增大刺激脉宽，以穿透较厚的皮下组织，兴奋位置较深的神经，降低受试者因刺激强度过大可能造成的不适感。

7. 观察刺激肘部尺神经引起的肌电

（1）安放刺激电极：让受试者用另一只手稳定刺激电极，将刺激电极沿前臂长轴方向置于肘部尺神经干处，但先不要扣紧绑带。由于肘部神经位置较深，安放电极时应对电极施加中等程度的压力。

（2）寻找肘部尺神经刺激位置：设置刺激强度为 4mA，刺激脉宽为 0.3 毫秒，单击“启动刺激”按钮。观察受试者小指展肌反应和波形，同时询问受试者感受。若刺激后未记录到反应，可微微移动刺激电极安放位置或逐渐增加刺激强度，直至观察到波形上出现明显的复合肌肉动作电位波形，且受试者未有不适感或不适感程度较低。此时，电极已安放在肘部最佳尺神经刺激位置。

（3）寻找最适刺激强度：找到肘部安放电极的最佳位置后，固定刺激电极，由另一位同学帮忙扣紧刺激电极绑带。在软件上将刺激强度增量设置为 1～2mA 之间，设置完成后使用鼠标左键重复单击“启动刺激”按钮，记录反应直至反应不再增强或达到 20mA 为止。若增加刺激强度到 15～20mA 仍无明显波形，可增加刺激脉宽，建议刺激脉宽范围在 0.2～0.5 毫秒。刺激强度或刺激脉宽增大的过程中可能会引起受试者产生刺痛或麻痛感，因此实验过程中应多注意和询问受试者感受。停止刺激，取下受试者手臂上的刺激电极，断开受试者与刺激电极的连接。用笔在刚才刺激电极负极安放位置的皮肤处进行标记。

8. 测量和分析

（1）打开双视：将鼠标移动到左右视分隔条上，当鼠标变为标有左右箭头的双竖线时，按住鼠标左键向右拖动至中央位置松开左键，双视打开。

（2）截取波形：先在“波形测量区”视图中单击“截图”按钮，然后在左视中选择目标波形段。选择的波形应分别包含刺激腕部和肘部尺神经引起的肌电波形。截取的波形段自动进入到“选择波形列表”和“波形测量区”视图中。

（3）数据测量

1）测量并记录距离：使用软尺测量两个标记间的距离，并将测量的距离输入软件“数据测量结果表格”视图对应单元格中。

2）测量潜伏期：以测量“肘部潜伏期”为例，鼠标左键单击“数据测量结果表格”中的“肘部潜伏期”单元格，然后将鼠标移动到“波形测量区”视图。在刺激标记处单击鼠标左键选择测量起点，在肌电波形开始偏离基线处单击鼠标左键确定测量终点。潜伏期的测量结果自动记录在“数据测量结果表格”视图对应单元格中（图 6-7-1）。以同样的方式测量“腕部潜伏期”。

3）结果分析：在“数据测量结果表格”中显示出距离潜伏期后，则可以计算出神经传导速度。计算方法参见运动神经传导速度公式。

【注意事项】

1. 受试者自愿参加实验，在充分了解实验情况并签署知情同意书后，方可进行实验。实验中如有任何不适，须立即停止实验。

2. 周围神经病变症状或体征者、出血或有血栓性栓塞危险病患者、安装起搏器者、一般心脏病患者、感觉缺失病患者、癫痫病患者、孕妇等不能作为受试者，肥胖者不建议作为受试者。

3. 电极安放时，应对电极施加中等程度的压力，使电极和皮肤表面接触良好。

4. 电刺激可能会产生一定的疼痛感，因此在实验前一方面应告知受试者，使其增强心理准备。另一方面应逐渐增大刺激强度，让受试者有一定的适应过程。

【分析与思考】

1. 在放置 EMG 电极之前，为何需要用棉签蘸取少量 75% 乙醇擦拭皮肤？

2. 表面肌电图测量有哪些优缺点？

3. 肌电图在体育科研中可运用在哪些方面？

实验八　脑电图的记录及其影响因素

【实验目的】

1. 理解脑电图形成的原理及特点。

2. 学会人体脑电图描记方法。

3. 学会识别脑电图中典型波形。

4. 了解脑电活动的影响因素。

【实验原理】

脑电活动是大脑生理活动的基础，是大量神经元同步产生突触后电位的总和在皮质表面的综合性脑电活动，包括自发脑电活动和皮质诱发电位两种形式。自发脑电活动是在无明显刺激情况下，大脑皮质自发产生的节律性电位变化。这种电位变化通过引导电极在头皮表面记录下来，所描记的自发脑电活动曲线，即为脑电图（EEG）。EEG是脑神经细胞的电生理活动在大脑皮质或头皮表面的总体反映，记录了由大脑上千亿个神经元产生的混合电信号。由于EEG信号的叠加性质及大脑内神经元活动的不确定性，这使得EEG信号呈现出非线性和动态变化的特征。

脑皮质存在着不同频率、幅度和波形的自发电活动。通过将引导电极安置在头皮的固定位置，利用放大器将微弱的脑电信号进行滤波和放大后，在计算机上可清晰显示并记录大脑皮质的电位变化。目前认为，脑电波是由大量神经元同步发生的突触后电位经总和后形成的，其基本波形有δ、θ、α和β波4种，具体内容如下。

1. δ波的频率为0.5～3Hz，幅度为20～200μV，常出现在成人入睡后或极度疲劳或麻醉状态下，尤其在颞叶和枕叶比较明显。

2. θ波的频率为4～7Hz，幅度为100～150μV，是成年人困倦时的主要脑电活动表现，可在颞叶和顶叶记录到。

3. α波的频率为8.0～13Hz，幅度为20～100μV，常表现为波幅由小变大再由大变小，反复变化而形成α波的梭形。α波在枕叶皮层最为显著，成年人在清醒、安静并闭眼时出现，而睁眼、思考或受到外界刺激（如声音、光线等）时立即消失，这一现象称为α阻断。

4. β波的频率为14～30Hz，幅度为5～20μV，在额叶和顶叶较为显著，是新皮层处于紧张活动状态的标志。

【实验对象】

健康成年受试者（自愿）。

【实验材料】

1. 实验器材　人体生物信号采集与处理系统、贴片电极、脑电帽等。

2. 实验试剂　75%乙醇棉球、生理盐水、导电膏等。

【方法与步骤】

1. 设备连接

（1）连接脑电帽：将脑电帽接入人体生物信号采集与处理系统硬件的CH1通道接口。

（2）连接贴片电极：将脑电帽上连接线一端的纽扣式接口与贴片电极背侧铜扣相连。

2. 受试者准备

（1）皮肤处理：受试者取坐位，使用75%乙醇棉球擦拭安放电极处的皮肤（包括鼻根凹陷向上2cm处、枕骨隆凸向上2cm处以及耳垂处），以去除皮肤表面的灰尘和油脂，并在耳垂处涂抹少量的生理盐水。

（2）电极的处理和安放：撕下贴片电极表面保护膜，将前后两个电极分别贴在受试者的额叶和枕叶区域，并用脑电帽固定电极，确保电极与皮肤完全接触。将耳夹夹在受试者耳垂处。

3. 启动人体生物信号采集与处理系统软件 在"首页"中选择"中枢神经系统"—"人体脑电的记录与观察"—"实验项目"。

4. 脑电图的记录

（1）记录脑电图：受试者保持安静，全身放松，不断睁眼闭眼，记录一段脑电波形。

（2）分析：注意观察受试者在睁眼和闭眼时不同频率能量带的高低变化。

5. α 波和 α 阻断

（1）闭眼：受试者安静闭目，全身放松，不思考问题，记录一段 α 波形。

（2）睁眼：受试者睁眼，可见 α 波立即消失并转变为快波的现象。受试者再闭目，α 波又重现。如此反复 3～5 次，在波形旁标注"睁眼"。

（3）声音刺激：在受试者出现 α 波时，给予声音刺激（如大声说话、唱歌、拍手等），观察 α 波有何变化，并在波形旁标注"声音刺激"。

（4）思维活动：在受试者出现 α 波的情况下要求受试者进行心算（如用 100 连续减 7），也可由实验者提问算术题，观察 α 波的变化。在波形旁标注"思维活动"。

6. 测量和分析

（1）打开双视：将鼠标移动到左右视分隔条上，当鼠标变为标有左右箭头的双竖线时，按住鼠标左键向右拖动至中央位置松开左键，双视打开。

（2）截取波形：先在"波形测量区"视图中单击"截图"按钮，然后在左视中选择目标波形段，截取的波形段自动进入到"选择波形列表"和"波形测量区"视图中。

（3）数据测量：在"数据测量结果表格中"单击"α 波 RMS"单元格，移动鼠标至"波形测量区"，并选择一段闭眼状态下的脑电波进行测量，依次在起点和终点单击鼠标左键。完成此操作后，该段波形的 α 波 RMS 自动显示在对应单元格中。以同样的测量方式，找到各生理指标对应的波段，完成睁眼、声音和思维活动的测量（表 6-8-1）。

表 6-8-1 α 波和 β 波频段脑电波在不同条件下的变化情况记录表

序号	受试者状态	α 波 RMS	α 波频率	β 波 RMS	β 波频率
1	闭眼				
2	睁眼				
3	声刺激				
4	思维活动				

7. 脑电常见干扰分析

（1）记录正常脑电图：嘱受试者安静闭目，单击"开始"按钮，记录 30 秒正常的脑电图。

（2）快速眨眼：嘱受试者快速眨眼，同时记录脑电图，观察眨眼时脑电图的变化。

（3）转动眼睛：嘱受试者在安静闭目的状态下，转动眼球，观察其转动眼睛时脑电图的变化。

（4）咬牙：嘱受试者在安静闭目的状态下，用力咬紧牙齿，观察其咬牙时脑电图的变化。

（5）分析：观察受试者在安静闭目的状态下，眨眼、转动眼球和咬牙时脑电图的变化特点，学习识别脑电图常见的伪迹特点及排除方法。

【注意事项】

1. 受试者自愿参加实验，并在了解实验情况后签署知情同意书后方可再进行实验。实验中如有任何不适，须立即停止实验。

2. 受试者应将身上所有金属物品取下。

3. 受试者体位应舒适，保持肌肉松弛，降低伪迹。可根据情况去除50Hz干扰滤波。

4. 实验室环境要求相对清洁无尘，进行简单消毒处理，并控制室温在22～25℃。

【分析与思考】

1. 常见的脑电波波形有哪些，其意义是什么？

2. 影响脑电波的因素有哪些？

3. 试述脑电波在医学临床中的应用。

4. 描述眨眼、转动眼球、咬牙时产生的脑电伪迹有何特点？它们是如何产生的？

实验九 视敏度、视野、盲点的测定

【实验目的】

1. 学会视力的测定方法并了解测定原理。

2. 学会视野计的使用方法，测定正常人的白色、红色、黄色、绿色视野，并了解测定视野的意义。

3. 学会盲点的测定方法，证明盲点的存在，并准确测定其大小。

【实验原理】

1. 能看清楚文字或图形所需要的最小视角，是确定人的视敏度（视力）的依据。在临床上，常用国际标准视力表来检查视力。该视力表有12行从大到小的图形。当受试者站在5m远的距离注视第10行图形时，图形缺口两缘在眼前所成的视角为1分。视力表规定能看清此行图形的视力为1.0，作为正常视力的标准。视力是根据以下关系来确定：受试者视力 = 受试者辨清某行图形的距离 / 正常视力者辨清该行图形的最远距离。

2. 视野是指单眼固定注视正前方一点时，所能看到的空间范围。正常人的视野颞侧和下侧较宽，而在鼻侧和额侧较窄。在相同光照条件下，白色视野＞黄色视野＞红色视野＞绿色视野。临床医生检查视野，使用特制的视野仪，并用不同颜色的视标进行检查，目的在于了解视网膜的普遍感光能力，有时可借以发现较大范围的视网膜病变。某些视网膜、视神经或视觉传导通路的病变会导致特殊形式的视野缺损，这些缺损对诊断具有重要意义。

3. 视网膜在视神经穿出视网膜的部位（即视神经乳头所在的部位）没有感光细胞。这个区域位于中央凹的鼻侧，呈椭圆形，直径1.5mm，外来光线成像于此不能引起视觉，故称该部位为生理性盲点。由于生理性盲点的存在，所以视野中也存在生理性盲点的投射区，在检查时是完全看不到视标的部位。根据物体成像规律，通过测定生理性盲点投射区域的位置和范围，可以根据相似三角形原理，计算出生理盲点所在的位置和大小。

【实验对象】

健康成年受试者（自愿）。

【实验材料】

视力表、指示棍、遮眼板、视野计、各色(白、红、黄、绿)视标、视野图纸、铅笔等。

【方法与步骤】

1. 视力的测定　①将视力表挂在光线均匀、充足的场所,高度适中。受试者站或坐在距表 5m 远的地方。②受试者自己用遮眼板遮住一眼,用另一眼看视力表,根据实验者指示棍的指点说出表上的字或图形。从表上端的大字或图形开始,向下辨认,直至受试者所能辨认清楚最小的字行为止。根据表旁所注的数字来确定其视力。若受试者对最上一行字也不能辨认清楚,则须嘱受试者向前移动,直至能辨认清最上一行字为止。然后测量出受试者与视力表的距离,再根据公式推算出受试者视力。③用同样方法检查另一眼的视力。

2. 视野测定　①将视野计置于光线充足的地方,嘱受试者背对光线,把下颌放在额托架上,使受试眼恰与弧架的中心点位于同一水平位置。遮住另一眼,受试眼注视弧架的中心点。实验者从周边向中央慢慢移动弧架上插有白色纸片的视标架,随时询问受试者是否看见了白色视标。当受试者回答看到时,就将视标移回一些,然后再向前移,重复测试一次。待得到一致结果后,在视野图纸的相应经纬度上标记出受试者刚能看到视标时所在的点。用同样的方法测出对侧刚能看到视标之点,并将其标记在视野图纸的相应经纬度上。②将弧架转动 45°,重复“①”操作。如此继续下去,若操作 4 次,得出 8 个点。将视野图纸上的 8 个点依次连接起来,就得出视野的范围。③按照相同的操作方法,测定红、黄、绿各色视觉的视野。④用同样方法,测定另一眼的视野。

3. 盲点的测定　①将白纸贴在墙上,使其中心与受试者的眼在同一水平线上。受试者站在纸前 50cm 处,用遮眼板遮住一眼。在白纸上与另一眼相平的地方用铅笔画一“十”字记号。嘱受试者注视“十”字。实验者将视标由“十”字中心向被测眼颞侧缓缓移动。此时,受试者被测眼直视前方,不能随视标的移动而移动。当受试者恰好看不见视标时,在白纸上标记视标位置。然后将视标继续向颞侧缓缓移动,直至又看见视标时记下其位置。由所记两点连线之中心点起,沿着各个方向向外移动视标,找出并记录各方向视标刚能被看到的各点,将其依次相连,即得一个椭圆形的盲点投射区。②根据相似三角形各对应边成正比原理,可计算出盲点与中央凹的距离及盲点的直径。

【注意事项】

1. 测试视野时,以受试者确实看到视标为准,即测试结果必须客观。

2. 测试盲点时,眼睛必须注视一点,不能转动。

【分析与思考】

1. 受试者自愿参加实验,并在了解实验情况后签署知情同意书后方可再进行实验。实验中如有任何不适,须立即停止实验。

2. 当物距不变时,人的视力与他所能看清的最小的字和图形的大小有什么关系?当字的大小不变时,人的视力与他所能够看清楚字所需要的最远距离的大小有什么关系?

3. 视网膜功能异常是否一定出现视野异常?

4. 在我们日常注视物体时,为什么没有感到生理性盲点的存在?

第七章

虚拟仿真实验

医学是一门实践性极强的学科，其精髓在于动手操作、科学思维与创新意识的融合。人体机能学实验，正是这一融合过程中的重要环节，旨在培养和提高学生的实践能力、科学思维能力和创新意识。然而，传统的机能实验教学常常因实验设备、实验场地和实验动物等条件限制，导致学生难以深入参与复杂医学实验。

随着计算机技术和网络信息技术的飞速发展，以虚拟仿真技术为基础的数字化实验成为机能学实验的新成员。虚拟仿真实验是依托虚拟现实、多媒体、人机交互、数据库和网络通信等技术，构建出与真实场景高度相似的虚拟实验环境。虚拟仿真实验教学不仅可以有效解决现实实验中仪器不足、实际运行困难、高危或环境受限制等问题，还能结合理论知识，使学生能全面、形象地接受知识要点，推动实验教学向内涵式发展迈进。

一、虚拟仿真实验的分类

虚拟仿真实验可大致分为模拟实验、仿真实验、虚拟实验、远程实验、虚拟仪器等。模拟实验是通过选取系统某个或若干关键行为，用另一个系统来表述其核心过程，并利用二维或三维动画进行过程展示，主要参数提供人机界面交互。仿真实验主要是全部或部分模仿某个数据处理系统，使模仿系统能像被模仿系统一样接收同样的数据，执行同样的程序，并获得同样的结果。这一过程通过大规模编程，辅以二维或三维动画形成人机交互界面。虚拟实验是综合利用模拟实验、仿真实验、远程实验、虚拟仪器等相关技术，在虚拟环境中进行实验。实验者主要是对虚拟物进行操作，实验过程可由实验者部分或完全控制，实验结果可以被存储、处理、再现等。通过利用虚拟实验，学习者可熟悉实验环境，反复操作实验，并记录和分析实验结果等。随着信息技术的飞速发展，虚拟仿真实验技术不断提升。它更多地融合了多媒体、大数据、三维建模、人工智能、人机交互、传感器、虚拟现实、增强现实、云计算等网络化、数字化等智能化技术手段，提高实验教学项目吸引力，教学有效度也显著提升。

优质教育资源的开放共享是实现教育信息化的关键。大范围开放共享不仅有利于提高虚拟仿真实验资源的使用率，促进其迭代升级，也有利于各高校依托优势专业建立特色资源，避免重复建设造成的浪费。为提升虚拟仿真实验的应用效果与效能，教育部依据《教育部办公厅关于2017—2020年开展示范性虚拟仿真实验教学项目建设的通知》，委托高等教育出版社建成国家级平台“实验空间”。该平台是全球第一个覆盖全部学科专业、覆盖各个层次高校、直接服务于学生和社会学习者使用的实验教学公共服务平台，严格遵循《国家虚拟仿真实验教学项目共享服务规范》技术要求，并配套《实验空间平台操作指南》保障用户体验。

二、如何使用虚拟仿真实验平台

1. 实验预习与复习巩固 利用在线实验平台的优势，实验者可以通过平台预习实验内容，解决实验课中的盲目性问题。在动物实验操作前，实验者可以充分熟悉实验操作步骤，避免实验中边看书边操作的情况，从而减少实验动物承受痛苦的时间，降低实验的失误率，提高实验成功率。课后，实验者还可以通过平台进行复习巩固实验技能和自测，提升对实验的掌握程度。

2. 实验课中辅助学习 对于初次进行动物实验或难度较大的实验，通常需要教师进行示教操作，但每个教师的操作习惯不一致且现场演示无法重现，因此可能影响规范实验操作的基本训练。虚拟仿真实验可以让每个学生在平台上反复学习实验的操作内容，学习手术技术规范。这样，教师则有更多时间为学生解决实际问题，有助于促进实验操作的顺利进行，提高实验教学的质量和效率。

3. 开放实验的有益补充 学生可以随时随地借助开放线上实验室（平台），根据自己需求开展反复的学习和训练。对于因成本高或场地限制而难以开展的实验，以及部分科研常用但需虚拟化辅助的实验技术，学生可通过虚拟仿真平台进行学习。这为学生自主设计实验、开展开放实验提供了新的途径，有助于提升学生的科研创新能力。

虚拟实验在医学教育中具有重要意义，其基本要求和学习方法对于保障教学效果的发挥至关重要。随着技术的不断进步和应用的日益深入，虚拟实验将在医学教育中发挥更加重要的作用，为培养更多优秀的医学人才贡献力量。

第八章

医学科研设计

科学研究是人们以科学的观点和方法，对未知事物进行探索、观察和分析的活动，旨在揭示客观规律，创造新理论和新技术，推动有关科学知识的发展。医学是一门综合性应用科学，其科学研究旨在有目的、有计划、系统地采用科学方法，以揭示人体生命的本质及规律，了解影响人群健康的环境因素，探索疾病的发生机制与防治措施，提高生命质量的创造性活动。

一、医学科学研究的基本任务

1. 揭示医学领域已知事物的未知规律 医学科研的重要任务之一是揭示已知事物外在表现（现象）的本质及内在联系（规律性）。人们只有认识了事物的本质，掌握其规律性，才能考虑如何对其进行利用、干预或改造。

2. 探索医学领域已知规律的应用 发现未知事物与揭示未知规律是认识自然的过程，而科研的另一重要任务就是探索如何利用自然规律，以适应或改造自然。因此，在医学领域，这主要体现在“防”与“治”疾病上，从而提高人们的身心健康水平。

3. 验证与发展医学领域已有的理论和学说 真正的科学理论与学说都需要不断地修正、补充和发展。一成不变的理论与学说是违背科学发展规律的。以休克的认识为例，人类对这一病理过程的认识，经历了动脉压骤降，到微循环灌流不足，再到弥散性血管内凝血、氧自由基骤增、促炎－抑炎因子失衡、细胞凋亡等一系列逐步深入的阶段。至今，感染性休克并发弥散性血管性凝血病死率仍然很高，这说明现有休克理论和学说仍不完善，还需要进一步修正、补充和完善。由此可见，验证和发展已有理论与学说是医学科研促进医学进步与提升防治疾病水平的重要任务。

4. 发现医学领域未知事物与未知过程 随着人类基因组计划的完成，遗传与疾病的研究将进入后基因组时代。这一时代的主要任务之一是阐明每个基因的功能以及基因与其产物之间的相互作用，即功能基因组学的研究。它将研究每个基因的位置、表达条件以及与其他基因的相互作用，从而在阐释每个基因在机体稳态和疾病发生发展中的作用。

二、医学科学研究的过程

医学科学研究有一定的程序，一般分为 5 个阶段，包括科研选题、实验设计、实施研究、实验数据整理与分析和研究论文撰写。

第一节　科研选题

科研选题是选择和确定科研工作的具体研究方向、目标和任务的过程，它体现了科学的创造性思维。选题在实验设计中极为重要，只有课题准确及立题稳固，研究工作才有可能取得有意义的成果。

一、选题的基本原则

1. 目的性　科研选题首先要明确“研究目的”，即明确地提出所要解决的问题，特别是那些有理论和实用价值的问题。一个研究课题所包含的内容不宜过多，最好集中解决 1～2 个科学问题，切忌包罗万象。

2. 科学性　即客观真理性或真实性。选题应具备充分的科学依据，与已有的科学理论和科学规律及定律相符。不能主观臆造或凭空想象，而应注重研究的真实性、可重复性和可比性。

3. 创新性　即新颖、鲜明而与众不同，与简单的继承、模仿、重复和抄袭相对立。它包括选题内容的创新性和解决办法的创新性。其前提是研究者对有关科学发展的历史、现状和趋势有深入的了解和掌握，确保所选课题在学科发展中具有“前沿性”，了解本课题是否针对别人研究工作中的薄弱环节，预期结果是否可以填补别人研究工作中的空白。

4. 可行性　选题应从实际出发，结合主客观条件保证课题能够顺利实施。客观条件包括设备、试剂的准备等，主观条件包括研究者的理论水平、技术能力等。

二、科研选题种类

根据研究目的，可以将研究课题分为基础研究、应用研究和开发研究；根据研究内容和方向，可分为实验研究、调查研究和资料分析研究；根据课题来源，可分为指令性研究、指导性研究和自选课题。

三、选题技巧

1. 善于发现空白　无论是基础医学、临床医学还是社会医学等领域，仍存在一些学术争议，说明这些观点还没有足够的实验证据或缺少相对应的实验方法，也就是存在空白。在选题过程中，要善于发现空白并进行深入研究。同时，要全面查阅国内外数据库，避免因检索遗漏而误判。

2. 善于丰富他人观点　在医学选题过程中，难免会遇到与他人研究相似的情况。但这并不一定是重复性选题，可以在他人的研究中发现问题，得到启示并产生新的认识和观点，使之更加全面、丰富和科学。医学的发展是没有终点的，需要不断地修正和补充。因此，补充前人观点，丰富其内容是医学科研课题选题的技巧之一。

3. 善于建立对应性课题　在医学论文选题中，可以借鉴他人的选题思路而得到启发和灵感，升华自己的构思，启迪思路。一般可以采取纵横论、分和论、对立论等进行相应选题。

第二节　实验设计

实验设计，即实验研究计划和方案的制订，包括实验的具体内容、方法、进度等安排。它是实验过程的依据，是提高实验研究质量的保证，也是论文写作的基础，实验设计的目的在于：①提高实验工作效率，使实验有计划、有步骤地按时完成；②有效控制干扰因素，提高实验设计的科学性；③针对性选择指标，提高实验效率。

一、实验设计的原则

1. 对照原则　为了明确处理因素的作用，需要设立对照组。常用的对照方法包括以下几种。

（1）空白对照：即不施加任何处理因素，此方法的缺点是缺乏“齐同性”，不能排除处理因素施加过程中的行为影响。

（2）正常对照：即实验方法、步骤、观察等完全一致，但不给予实验因素处理，如实验组给予治疗药物，对照组给予生理盐水。

（3）自身对照：即实验与对照在同一对象上进行，观察处理因素施加前后的变化。

（4）组间对照：通过几个实验组之间的相互对照进行分析。

（5）标准对照：将实验结果与标准值或正常值相比较。

2. 随机原则　运用“随机数字表”“抽签”等方法将研究对象随机分配至各实验组中，以减少抽样误差，增加实验结果的真实性。

3. 重复原则　是指在相同条件下，实验结果应能够由实验者或其他人多次重现，以获得稳定的结果。重复是保证科研结果可靠性的重要措施。

4. 均衡原则　对于可能影响实验结果的因素，如动物数量、性别、品种、年龄、体重等，应尽量保持相同、均一或接近，以减少实验误差。

二、实验设计要素

实验设计包括三大要素：实验对象、处理因素和观察指标。

1. 实验对象　机能学实验的对象包括人和动物。一些简单的观察，如血压、脉搏、呼吸、尿量等实验可以在人体上进行，而很多实验需要选用动物。选择合适的实验动物对实验的成功有重要的意义。动物的选择要注意以下几点。

（1）选择与人类相近且经济的动物。

（2）根据实验设计选择动物品种与纯度。

（3）保持动物年龄、体重和性别的一致性。同时也要注重动物实验的“3R”原则。

2. 处理因素　是指对实验对象施加的某种外部干预，如接种细菌、毒素等生物病菌，给予化学制剂或药物，进行创伤、烧伤等物理刺激等。处理实验对象的目的有两个方面：一是复制人类疾病的动物模型以观察其发病机制；二是进行实验治疗以观察药物或其他治疗手段的疗效。设计时可分为以下两类。

（1）单因素设计：指给予一种处理因素（如药物），观察处理前后的变化。便于分析，但成本较高。

（2）多因素设计：指同时给予几种处理因素，用析因分析法进行设计，以节省经费和时间。

3. 观察指标 是反映实验对象在经过处理前后发生生理或病理变化的标志。合适的观察指标能够更好体现实验的创新性，包括计数指标（定性指标）和计量指标（定量指标），主观指标和客观指标等。指标的选定需符合以下原则。

（1）特异度：指标能特异地反映观察现象的本质，不会与其他现象相混淆。

（2）客观性：优选仪器检测的客观指标，如心电图、脑电图、血气分析、生化检测等，由仪器报告定量的数据，不受主观因素影响。

（3）重现性：在相同条件下，指标所测结果可以重现。重现性高的指标一般意味着偏差小，误差小，能较真实地反映实际情况。

（4）灵敏度：指标反映处理因素带来的变化灵敏程度，最好选用灵敏度高的指标。

（5）可行性：切合实验室或研究者技术设备实际的指标。

（6）认可性：指标必须有文献依据，自创指标必须经过专门的实验鉴定。

第三节　实施研究

实验的实施过程包括实验准备、预实验和正式实验。

一、实验准备

实验准备是研究工作中非常重要的一环，是决定实验成败的关键因素之一。除了涵盖理论准备，还包括仪器的准备、药物的选择、试剂的配制、实验动物的准备等多方面。在常规的学生实验中，实验准备工作多由实验室教师承担。不过，若时间和条件允许，鼓励有实验设计课的学生在实验室老师的指导下，亲自参与实验准备工作。这不仅能加深学生对实验所有仪器、药物的全面理解，还能为他们日后的科研工作奠定坚实的基础。

二、预实验

对于任何新课题的实验研究而言，很难保证一开始就能设计出周密的实验方案。而预实验则是完善实验设计和保证正式实验成功必不可少的重要环节。预实验是指根据实验设计的具体要求，利用较少的实验对象，对主要实验方法和指标进行初步探索的过程；同时，它也是对研究者假说的初步探索和非正式验证。根据预实验结果，学生可以对假说、实验方法和技术操作进行必要的修订或改进，为正式实验铺平道路。预实验的目的包括：①熟悉实验技术，使实验者有机会去发现实验操作过程中出现的具体问题，从而调整实验方法，完善实验准备；②了解被测指标的特异度和灵敏度，进而改进实验方法和指标；③调整处理因素的强度或确定药物剂量等。

三、正式实验

在预实验的基础上，根据优化后的实验条件和实验设计书拟定的实验方案，正式开展实验。小组成员负责各自的实验项目，紧密合作。教师担任指导者、观察者和“顾问”的角色，在关键步骤上严格把关，以避免由于学生操作不熟练而造成实验失败。

第四节　实验数据整理与分析

一、实验结果的观察与记录

在科学实验中，观察和记录实验结果占据着十分重要的地位。为了正确观察和记录，实验者应明确实验目的和要求，熟悉所使用的技术或仪器设备的操作方法，观察记录时应保持严谨、细致、实事求是的态度，切忌主观臆断。

此外，在实验中一定要重视原始记录。实验者应该在实验设计中预先规定或设计好原始记录方式，且在实验过程中，及时、完整、准确地记录结果。原始记录的内容包括以下内容。

1. **基本信息**　如实验名称、日期、时间、实验参与者等。

2. **受试对象**　如为动物，应标明种类、品系、体重、性别、健康状况等详细信息。

3. **实验环境**　如室温、湿度等环境参数。

4. **实验器材和试剂**　主要仪器应标明名称、型号、厂家；药物应写明名称、厂家、纯度、浓度、给药剂量、给药时间、给药方式等关键信息。

5. **实验方法和步骤**　详细记录动物分组、给药及处理方法、观察方法、测量方法、实验步骤及注意事项等。

6. **实验指标**　包括名称、单位、数量及不同时间的变化等关键数据。

二、实验数据的整理与分析

在取得原始记录的内容后，实验者首先要整理原始资料，使之系统化、明确化、标准化，并运用统计软件进行统计分析。计数资料采用频数（百分比）描述并选择卡方检验，计量资料需进行正态性检验后，根据分布类型选用均值和标准差（正态分布）或中位数和四分位间距（非正态分布）表示，通过 t 检验、秩和检验等统计方法进行组间差异显著性检验。以此推论事物的一般规律，或否定原先假设，或使之上升为科学的结论或理论。

第五节　研究论文撰写

科研论文是对科研工作的全面总结，它不仅概括了科研工作的过程，还反映了科研成果，并体现了科研的水平和价值。与文学作品不同，科研论文不能包含虚拟及夸张的内容，必须严格基于真实的实验结果以论证所提出的假说和观点。

一、标题

标题要能够充分概括论文的主旨，要求简明、清楚、规范、确切，一般不超过 25 个字。

二、摘要

摘要是论文内容的高度总结和概括，应能够准确反映全文的核心信息。它要求简明、连贯、逻辑清晰，一般包括目的、方法、结果、结论 4 个部分。

三、关键词

关键词是为了便于文献标引工作，它们代表了论文中最关键、起决定性作用的词语，可以代表论文的主要内容和观点。一篇论文的关键词一般 3～5 个为宜，每个关键词用分号隔开。

四、前言或引言

前言或引言是科技论文的开头语，用于说明研究问题的来源、目前的研究现状、论文的研究目的等。前言或引言文字不可冗长，要使读者能较清晰地了解论文的研究意义和目的。

五、材料与方法

这部分内容包括受试对象与分组、实验设备和仪器、研究条件和方法、检测项目与指标、数据处理与统计分析。对于涉及实验动物的研究，还应写明动物名称、种系、数量、性别、体重、饲养条件等信息。

六、实验结果

实验结果是科研论文的核心内容，分为文字部分和图表部分。文字描述要注意准确性，依据统计图表客观描述统计方法和结果。

统计表应包括标题、横标目和纵标目。横标目在表的左侧，纵标目在表的上端。统计表一般采用三线表（顶线、表头底线和底线），表内须注明计算单位。表内数字的小数点位数应保持一致。可以使用“*”或“#”等符号标出统计显著性差异。

统计图相较于统计表更为直观，但无法获取确切的数字信息，所以不能完全替代统计表。统计图的标题位于图的下方，应具备纵轴和横轴，并注明标目和单位。常用的统计图有直条图、圆形图、线图、直方图、点图等。

七、讨论与结论

讨论是对实验结果展开分析和综合，实现从感性认识上升到理性认识并进行论述的过程。具体而言，首先，应对各项实验结果进行逐一解释；其次，对整体实验结果进行综合讨论，将国内外研究进展与自身实验结果进行比较分析；最后，对研究中未能解决的内容进行阐述。

结论是对研究工作的主要内容和结果的概括性总结。它要求将实验结果和讨论分析后的认识以简明扼要、观点明确的形式表述出来。

参考文献

[1] 于利，王玉芳，范小芳. 人体机能学实验［M］. 北京：人民卫生出版社，2021.

[2] 范小芳，龚永生. 基础医学整合实验教程［M］. 北京：高等教育出版社，2021.

[3] 龚永生，陈醒言. 医学机能实验学［M］. 北京：高等教育出版社，2012.